推拿临床检查与影像图谱

主　编　于天源

天津出版传媒集团

天津科技翻译出版有限公司

图书在版编目（CIP）数据

推拿临床检查与影像图谱 / 于天源主编 . —天津：
天津科技翻译出版有限公司，2022.7
　　ISBN 978-7-5433-4223-1

　　Ⅰ . ①推… 　Ⅱ . ①于… 　Ⅲ . ①推拿 　②影像诊断 – 图谱
Ⅳ . ① R244.1 　② R445-64

　　中国版本图书馆 CIP 数据核字 (2022) 第 053620 号

推拿临床检查与影像图谱

TUINA LINCHUANG JIANCHA YU YINGXIANG TUPU

出　　版：天津科技翻译出版有限公司
出 版 人：刘子媛
地　　址：天津市南开区白堤路 244 号
邮政编码：300192
电　　话：(022) 87894896
传　　真：(022) 87893237
网　　址：www.tsttpc.com
印　　刷：天津旭非印刷有限公司
发　　行：全国新华书店
版本记录：787mm×1092mm　16 开本　8.5 印张　195 千字
　　　　　2022 年 7 月第 1 版　2022 年 7 月第 1 次印刷
定　　价：89.00 元

编者名单

主　编　于天源

副主编　吴　凡　耿　楠　郭　辉

编　者　(按姓氏笔画排序)

王　舜　王　磊　王伟新　王厚融　韦景斌　田　伟

吕桃桃　刘　迪　刘志凤　闫金艳　李　可　吴剑聪

邱丽漪　张英琦　张　蓓　周　嫱　郑慧敏　官　乾

姚斌彬　徐亚静　韩思龙　焦　谊　鲁梦倩　薛卫国

内容简介

　　本书分为四章，第一章为检查法总论部分，包括四诊、量诊、专科检查和影像学检查的总体介绍。第二章重点介绍了 10 个部位（颈项部、胸背部、腰骶部、骨盆部、肩部、肘部、腕和手部、髋部、膝部、踝和足部）推拿临床常用的望诊、切诊、量诊。第三章详细讲述了各部位常用专科检查法的操作、阳性体征和临床意义。第四章重点介绍了推拿临床常见的 X 线、CT 和 MRI 阅片要点和常见影像表现。全书配有成人检查法图片 79 幅，X 线、CT、MRI 图片 221 幅。全书用精练、规范、条理性的语言将推拿临床诊断的基础理论、基本知识、基础技能呈现给读者，充分体现了本书的科学性、高阶性、启发性、实用性。本书可作为推拿相关临床医生和医学生的重要参考书。

前 言

推拿临床检查包括四诊、量诊、专科检查法和影像学检查。推拿临床检查法是在广泛搜索临床资料的基础上，应用传统中医诊法理论、现代医学理论与检查、实验室和影像检查技术，通过综合分析，从而进一步了解患者生理、病理状况，判断疾病性质和病位的方法。正确、全面、系统地运用各种检查法以明确诊断，是取得临床满意疗效的基础。

北京中医药大学薛卫国、王舜、鲁梦倩、周嫱、姚斌彬、吕桃桃、李可、刘志凤、张英琦、焦谊、王厚融、徐亚静、官乾，北京联合大学吴凡，北京中医药大学东方医院耿楠、王伟新、刘迪，北京市第一中西医结合医院郭辉，北京大学首钢医院郑慧敏，北京按摩医院韦景斌、吴剑聪、邱丽漪，北京中医药大学附属护国寺中医医院张蓓，北京市昌平区中西医结合医院韩思龙，中日友好医院王磊，北京市丰台区蒲黄榆社区卫生服务中心田伟医生及闫金艳同志通力合作，完成了本书的编写工作。

全书内容是作者在多年教学和临床工作中反复应用并总结出来的，作者力求通过精练、规范、有条理的语言将推拿临床诊断的基础理论、基本知识、基本技能呈现给读者，充分体现科学性、高阶性、启发性、实用性。本书内容翔实，文字精练，图片精美，可作为推拿相关临床医生和医学生的重要参考书。

目 录

第一章

检查法总论

在推拿临床一般检查法中，首先要求对患者进行望、闻、问、切，以获得更多的临床信息，进而根据需要，对患者肢体、关节、肌肉进行测量，在此基础上进行有针对性的专科检查，分析后再进行必要的影像学检查，综合分析以上检查所获各项信息，做出正确诊断。

第一节　临床四诊

一、望诊

1. **望神与色**　望神与色目的在于了解患者的整体状况，神的存亡关系着生死之根本。望神可以判断损伤的轻重、病情的缓急和预判病情的转化。

2. **望形态**　通过姿势、色泽和局部形态判断损伤的有无及轻重。

3. **望舌**　望舌质及苔色可辅助判断人体气血的盛衰、津液的盈亏、病情的进退、病邪的性质、病位的深浅以及伤后机体的变化。

4. **望畸形**　常见的畸形有短缩、变长、旋转、成角、凸起、凹陷、侧凸、左右不对称等，并且这些畸形往往有特异性。在伤科疾病中，脊柱侧凸可能为腰椎间盘突出症，扛肩现象可能为肩周炎，携带角变大为肘外翻畸形，"O形腿"为膝内翻。在神经损伤中，垂腕为桡神经损伤的特点，足下垂是腓总神经损伤的特点。肢体明显的畸形表明骨折或关节脱位的存在。特定的畸形有特定的诊断意义，如"方肩"是肩关节前脱位的特有畸形，"餐叉"样畸形是桡骨远端伸直型骨折的特有畸形；"靴状肘"是肘关节后脱位及肱骨髁上骨折伸直型的特有畸形，"粘膝征"是髋关节后脱位的特有畸形。陈旧性骨折及脱位因肌肉不运动可出现肌肉萎缩。因此，望畸形对于外伤的辨证是十分重要的。

5. **望肿胀、瘀斑**　人体损伤，伤及气血，气滞血凝，瘀积不散，滞于体表则为肿胀、瘀斑。观察肿胀的程度、色泽的变化可以推断损伤的轻重。根据肿胀程度及瘀斑的色泽，来判断损伤的性质。如肿胀严重、瘀斑青紫明显者可为骨折或较重的筋伤；稍有瘀斑常为轻伤。损伤早期有明显的局部肿胀，可能有裂纹骨折或撕脱性骨折存在；肿胀严重、皮肤青紫者为新鲜损伤；大面积肿胀、肤色青紫或伴有黑色者多为严重挤压伤；肿胀较轻、皮肤青紫带黄色者为陈旧损伤；肤色紫黑者应考虑组织坏死。从瘀斑颜色分，通常损伤早期呈红色为伤及皮肉，青色为伤及脉络，紫或紫中透黑为伤及骨，远端苍白为缺血，损伤后期呈黄色为瘀血消散好转。

6. 望创口 对于开放性损伤，须注意创口的大小、深浅，边缘是否整齐，创面污染程度，创口的色泽（鲜红、紫暗或苍白），创面的分泌物，有无出血以及出血量的多少。对于已感染的伤口，应注意流脓是否畅通，脓液的气味及稀稠等情况。若有肉芽组织存在，颜色红润说明脓毒已尽；若颜色苍白、晦暗，则为脓毒未尽；若伤口周边紫黑、臭味特殊、有气溢出的，应该考虑气性坏疽。

7. 望肢体功能 肢体功能包括负重功能和运动功能。上肢运动功能大于负重功能，下肢负重功能大于运动功能。检查运动功能时应注意主动运动和被动运动功能两方面的检查，检查时应结合量诊、触诊查明运动受限的方向及程度；注意使用患侧与健侧对比的方法测定肢体的功能。

二、闻诊

闻诊除注意听患者的语言、呼吸、咳嗽、呕吐音，以及闻伤口、二便或其他排出物气味等一般内容外，伤科的闻诊主要内容如下。

1. 骨擦音 骨折断端互相摩擦的声音或摩擦感称"骨擦音（感）"。骨擦音是非嵌插骨折、青枝骨折的主要体征之一。骨擦音不仅可以帮助辨明是否存在骨折，还可进一步分析骨折属于何种性质。骨擦音经治疗后消失表示断端已接续。检查时医生不宜主动去寻找骨擦音，以免增加患者的痛苦和损伤。

2. 关节入臼声 在成功整复关节脱位的瞬间，常能听到"咯噔"一声，此声称为关节入臼声。听到关节入臼声即表明成功复位。

3. 关节摩擦音 运动时来自关节内或关节周围的摩擦音称为"关节摩擦音"。检查的方法是：医生一手放在患者关节处，另一手移动关节远端的肢体，注意在此过程中是否可闻及关节摩擦音或感知摩擦感。若闻及柔和的摩擦音，多为慢性或亚急性关节炎等，若为粗糙的摩擦音多为骨性关节炎等。如关节运动到某一角度，关节内出现一个尖细的声音，表示关节内有移位的软骨或游离体。

4. 腱鞘炎及肌腱周围炎的摩擦音 若运动时腱鞘处发出摩擦音，为腱鞘炎。如屈指肌腱狭窄性腱鞘炎，患者在屈伸手指时可听到弹响声，其是肥厚的肌腱通过狭窄腱鞘时所产生的，习惯上称为"弹响指"。在检查肌腱周围炎时，常可听到类似揉捻头发时发出的声音称为"捻发音"；多在炎性渗出液的肌腱周围被听到，好发于前臂伸肌群、股四头肌和跟腱部。

5. 关节弹响声 在关节运动时，发自关节内的弹响声称"关节弹响声"。在膝关节半月板损伤或关节内有游离体时，以及在做膝关节屈伸、旋转运动时可出现弹响声。

6. 听啼哭声 检查患儿时，注意啼哭声的变化，以辨别损伤部位。因儿童不能准确说明损伤部位的情况，家属有时也不能提供可靠病史，因此在检查患儿时，若摸到患肢某一部位，儿童啼哭或哭声加剧，则往往提示该处损伤的可能性大。

7. 听创伤皮下气肿音　创伤后、感染、手术所致皮下组织中有气体，且在挤压时发出"捻发音""捻发感""踩雪音"，统称为"皮下气肿音"。在有不相称的弥漫性肿起时，应检查有无皮下气肿。当皮下组织中有气体时，会有一种特殊的捻发音或捻发感，检查时把手指分开呈扇形，轻轻揉按患部。肋骨骨折断端刺破肺脏，空气渗入皮下组织可形成皮下气肿。开放骨折合并气性坏疽时，可形成一定量的气体，集聚在皮下，出现皮下气肿。在手术创口周围或缝合裂口时，如有空气残留在切口中，亦可发生皮下气肿。

三、问诊

问诊时应收集患者的姓名、性别、年龄、民族、职业、住址、既往史、药敏史等一般情况，除中医诊断学中"十问"的内容外，还必须重点询问以下几个方面。

1. 主诉　患者主要症状的特点、范围、性质、病因、加重原因、缓解原因。主要症状包括：疼痛、肿胀、麻木、功能障碍、畸形（包括错位、挛缩、肿物）。问主诉的时间包括：开始的时间、反复发作的时间、是否与时间相关，以判断新伤或陈旧伤。

2. 发病过程

（1）伤势：问损伤的部位，受伤的过程有无晕厥，晕厥的时间以及醒后有无再昏迷，急救措施等。

（2）原因：损伤的原因包括跌仆、闪挫、堕坠等，以及暴力的性质、方向和强度，还有患者的情绪等，如伤时正与人争论，情绪激昂或愤怒，则在遭受打击后不仅有外伤，还应考虑七情内伤。

（3）体位：损伤时患者当时所处的体位。如伤时正在弯腰劳动，则损伤易发生在腰部；如伤时是在高空作业，忽然由高处坠地，足跟着地，则损伤可能发生在足跟、脊柱或头部等。

（4）伤处：问伤处的各种症状，包括创口情况、出血多少，以及运动对伤处所产生的影响等。

3. 伤情　了解损伤部位及症状。

（1）疼痛：详细询问并结合其他诊法，问清疼痛的发生部位、时间、范围、性质、特点等。

（2）部位：详细询问疼痛及相关症状涉及的部位。

（3）时间：疼痛是持续性还是间歇性。

（4）范围：疼痛的范围是在扩大、缩小还是局限固定不移，是单一部位还是多发，是固定还是游走，有无放射痛，放射到何处。

（5）性质：剧痛、胀痛、酸痛、刺痛、麻木。

（6）特点：疼痛是加重还是减轻，加重或减轻与什么因素有关。

（7）疼痛分级：可分为 5 度。

Ⅰ度：不痛。

Ⅱ度：轻度疼痛，能忍受，不影响生活。

Ⅲ度：中度疼痛，运动、用力时疼痛，短时休息后可以减轻或消失，引起患者注意并影响生活。

Ⅳ度：重度疼痛，疼痛严重，影响生活，休息后仍疼痛，有自发痛，常需服用止痛药或寻求医生的帮助。

Ⅴ度：剧烈疼痛，任何情况下都有疼痛，需要服止痛药或其他治疗方法。

4. 肢体功能 损伤后如有功能障碍，应问是损伤后立即发生的，还是过了一段时间以后才发生的。一般骨折、脱位后运动功能多立即丧失；软组织损伤大多是过一段时间后，运动功能受限程度随着肿胀而逐步加重。

5. 创口 了解创口形成的时间、受伤的环境、出血情况、处理经过以及是否使用破伤风抗毒素等。

6. 畸形 询问畸形发生的时间和演变过程。外伤后立即出现肢体畸形，还是经过几年后出现；若无外伤，可考虑先天性、发育性或其他骨病。

7. 肿胀 询问肿胀出现的时间、部位、程度、范围。损伤性疾患多是先痛后肿；感染性疾患常是先肿后痛，可有局部发热；如有肿胀包块，应了解其是否不断增大，其增长的速度如何等。

8. 过去史 问与目前症状有关的过去病史，应详细询问结核史、外伤史、血液病、肿瘤病史等。

9. 家庭 问家庭成员或经常接触的人有无慢性传染性疾病，如结核等疾病。

10. 个人生活史 个人生活史方面应着重职业、家务劳动和个人嗜好等。

四、切诊

伤科的切诊包括脉诊和触诊两个重要内容。脉诊主要是掌握内部气血、虚实、寒热等变化，也就是通过脉诊掌握患者整个机体的状况。触诊主要是鉴别损伤的轻重深浅，在中医骨伤科中称为"摸"，如"手摸心会"。在伤科临床中广泛应用，且十分重要，被列为正骨八法"摸、接、端、提、按、摩、推、拿"之首。以下重点讲述触诊。

1. 触诊的目的 医生通过手对损伤局部的认真触摸，可了解损伤的性质，有无骨折、脱位，以及骨折、脱位的移位方向等。在没有 X 线设备的情况下，依靠长期临床实践积累的经验，运用触诊，也能对许多损伤性疾病获得比较正确的诊断。

2. 触诊的方法 伤科临床运用触诊时非常重视对比，并注意各种诊断方法的综合应用。医生在触诊时，应善于将患侧与健侧做对比，只有这样才能正确地分析切诊所获得的资料。

3. 触诊的内容

（1）摸压痛：根据压痛的部位、范围、程度来鉴别损伤的性质种类。压痛分为直接压痛、间接压痛和环状压痛。直接压痛可能是局部有骨折或伤筋；间接压痛（如纵轴叩击痛、纵向挤压痛）常提示骨折的存在；长骨干完全骨折时，在骨折部多有环状压痛；斜形骨折时，压痛范围较横断骨折广泛。

（2）摸畸形：触摸肢体形态变化可以判断骨折和脱位的性质、位置、移位（重叠、分离、成角、旋转、侧方畸形）。

（3）摸肤温：用手背测试皮肤冷热的程度，可以判断是热证还是寒证，并且了解患肢血运情况。热肿一般表示新伤或局部瘀热和感染；冷肿表示寒性疾患；伤肢远端冰凉、麻木、动脉搏动减弱或消失，则表示血运障碍。

（4）摸异常运动：在非关节处出现了类似关节的运动，或在不能运动的方向出现了运动称为"异常活动"或称为"假关节"，多见于骨折和韧带断裂。但检查时，如已经判明骨折，则不要主动寻找异常运动，以免增加患者的痛苦，加重损伤。

（5）摸弹性固定：脱位的关节常保持在特殊的畸形位置、有一定弹性、不能移动，称为"弹性固定"。肢体有弹性感是关节脱位特征之一。

（6）摸肿块：应触摸肿块的解剖层次（骨骼、肌腱、肌肉）、性质（骨性、囊性）、大小、形态、硬度、边界是否清晰、移动度等。

4. 常用手法

（1）触摸法：以拇指或拇指、示指、中指置于伤处，稍加按压，细细触摸。从损伤的两侧或周围开始，逐渐移向伤处。用力大小视部位而定。触摸时仔细体会指下感觉，即"手摸心会"。通过对伤处的触摸，判断损伤局部的情况。这一手法往往在检查时最先使用，在此基础上再根据情况选用其他的摸法。

（2）挤压法：用手从各个方向（上下、左右、前后）挤压患处，根据力的传导作用来诊断骨折是否存在。例如，检查肋骨骨折时，用掌按胸骨及相应的脊柱骨，进行前后挤压；检查骨盆骨折时，用两手挤压两侧髂骨翼。这种触诊的方法可以鉴别是骨折还是挫伤。

（3）叩击法：用拳叩击或掌托一定的部位，通过对肢体远端的纵向叩击，产生冲击力，从而检查有无骨折。检查股骨、胫骨、腓骨骨折时，采用叩击足跟的方法；检查脊椎损伤时，可采用叩击头顶的方法；检查肱骨是否有骨折时，常用掌托肘后；检查尺、桡骨干是否有骨折时，常用手握腕和肘，相对用力挤压；检查四肢骨折是否愈合时，亦常采用纵向叩击法或纵向挤压的方法。

（4）旋转法：用手握住伤肢远端，轻轻地旋转，观察伤处有无疼痛、运动障碍及特殊的响声。旋转法常与屈伸关节的手法配合使用。应与患者主动旋转运动进行对比。

（5）屈伸法：用手握住伤处邻近的关节做屈伸动作，根据屈伸的度数作为测量关节运动功能的依据。应与患者主动屈伸运动进行对比。

（6）摇晃法：一手握住伤处，另一手握伤肢远端，轻轻地摇摆晃动，结合问诊和望诊，根据患部疼痛的性质、异常运动、摩擦音来判断损伤的程度。

应用四诊进行辨证时也经常用"对比"的方法来协助诊断。如望诊与量法主要是从患侧与健侧的形态、长短、粗细、运动功能等方面进行对比；闻诊与触诊也是通过比较来发现问题。对比也包括治疗前后的对比、骨折和脱位整复前后的对比、功能恢复过程的对比。只有这样，才能正确分析通过触诊所获资料的临床意义。

第二节　量诊与专科检查法

一、量诊

对伤肢进行测量时用卷尺及量角器等来测量肢体的长短、粗细，以及关节运动角度大小等，并与健侧进行对比观察。量诊时应注意区别新伤与旧伤、先天畸形与后天畸形；测量的体位要对称；定点要准确。

1. 测量肢体长短　患肢长于健侧常为脱位、骨折纵向分离移位、骨折后过度牵引等。患肢短于健侧多见于有重叠移位的骨折、关节脱位。

（1）上肢长度：从肩峰至桡骨茎突尖（或中指尖）。

（2）上臂长度：肩峰至肱骨外上髁。

（3）前臂长度：肱骨外上髁至桡骨茎突。

（4）下肢长度：髂前上棘至内踝下缘。考虑有骨盆骨折或髋部病变时从脐至内踝下缘。

（5）大腿长度：髂前上棘至膝关节内缘。

（6）小腿长度：膝关节内缘至内踝。

2. 测量肢体周径　测量肢体周径的方法是：测量两肢体同一水平，并做对比。测量肿胀时取最肿处；测量肌萎缩时取肌腹部位。患肢粗于健侧且有畸形、测量时较健侧显著增粗者多属骨折或关节脱位；如无畸形而量之较健侧粗者多为伤筋肿胀等。患肢细于健侧多为陈旧损伤导致的肌肉萎缩。

（1）肩关节周径：自肩峰至腋窝测量肩关节周径。

（2）肘关节周径：自鹰嘴经肱骨内外上髁至肘皱襞，测量肘关节周径。

（3）前臂周径：前臂最大周径在其上 1/3，或在肱骨内上髁下约 6cm 处测量前臂周径。

（4）腕关节周径：经桡骨茎突及尺骨茎突的尖端测量腕关节周径。

（5）大腿周径：测量髌上 10cm 处大腿周径。

（6）膝关节周径：可分别测量髌骨上缘、中间、下缘的周径。

（7）小腿周径：小腿周径在上 1/3 处，可在膝关节正中下 10cm 处测量。

（8）踝关节周径：自跟骨结节上方经内外踝至踝关节前方。

3. 力线测量

（1）人体力线：垂直线从耳后经胸椎稍前方、腰椎稍后方，经骨盆、髋关节中心、膝关节中线稍偏前方、踝关节稍偏后方至足底。

（2）脊柱力线（后面观）：从枕骨结节向下所引出的垂线，所有棘突均应在此线上，且此线通过肛门沟。触摸检查时，医生将中指置于棘突尖上，示指、无名指放于棘突两侧，自上而下滑行触摸，注意观察棘突有无异常隆起、凹陷、偏离人体中线。

（3）上肢力线：肱骨头中心、桡骨头和尺骨头三点所连成的直线。

（4）下肢力线：髂前上棘、髌骨中点、第一二趾间趾蹼三点所连成的直线。

4.关节的中立位 关节中立位即关节的 0° 位，是计量关节运动范围的基点。各关节的中立位如下：

（1）颈部：颈部直立（眉间、鼻尖、胸骨中点三点成一直线），面向前，下颌内收。

（2）腰部：腰部直立，两侧髂嵴最高点的连线平行于地面。

（3）肩关节：肩关节自然下垂，屈肘 90°，前臂指向前方。

（4）肘关节：肘关节伸直，掌心向前。

（5）前臂：屈肘 90°，肘关节贴于胸壁侧方，拇指向上，其余手指向前伸直。

（6）腕关节：腕关节伸直，手指与前臂成一直线，手掌向下。

（7）掌指关节：掌指关节伸直。

（8）拇指指间关节：拇指伸直与第二指相并。

（9）第 2~5 指指间关节：手指完全伸直，以中指为中心，测量 2~5 指的外展。

（10）髋关节：腰部正直，两侧髂前上棘在同一水平线上，髋关节伸直，髌骨向上。

（11）膝关节：下肢伸直，踝关节处于 0° 位，髌骨和足趾向上。

（12）踝关节：足纵轴与小腿成 90°，足跟无内外翻，前足无内收外展。

（13）足：足尖向前，趾与足底平面成一直线。

5.关节运动范围

（1）方法：可用关节量角器测量，或用目测法进行关节运动范围的测量。角度测量时可先将量角器的轴对准关节中心，量角器的两臂紧贴肢体并对准肢体的轴线，然后记录量角器所示的角度。用目测法测量时用等分的方法估计近似值。

（2）记录方法：测量结果以角度记录。记录方法分为中立位 0°法和邻肢夹角法。为了避免记录混乱，一般采用中立位 0°法做记录。

• 中立位 0° 法：以关节的中立位为 0° 位，肢体运动至最大限度后，计量肢体与 0° 位之间的夹角。例如，肘关节完全伸直时计为 0°，完全屈曲时计为 140°。

• 邻肢夹角法：两个相邻肢体所构成的夹角。如肘关节伸直时为 180°，屈曲时为 40°，肘关节运动的范围为 140°。

（3）注意事项：测量时应与健侧或其他健康个体进行对比，如小于健侧多属关节运动功能障碍。对不易精确测量的部位，可用测量长度的方法记录各骨的相对移动范围。例如，颈椎前屈可测下颏至胸骨柄的距离，腰椎前屈时可测中指尖与地面的距离。

二、专科检查法

按摩推拿临床专科检查法对于疾病的诊断、鉴别诊断具有重要意义。应熟练掌握这些检查的操作方法、阳性表现和临床意义。

如 Eaton 征（上肢牵拉试验，也称之为臂丛神经牵拉试验，或 Eaton 试验）是检查颈部神经根是否受压的重要、常用的体征。其操作方法是：患者上臂伸直。医生站于患者侧后方，以一手抵住患侧头部，一手握患肢腕部，反方向牵拉(图 3-1)。出现以下两种情况时即为阳性：

①患肢出现疼痛或麻木感；②原有疼痛、麻木感加重了。只要出现阳性即提示颈部神经根受压。

第三节　影像学检查

影像学检查是推拿临床检查的重要部分，是诊断的重要依据。影像学常用检查方法有X线、CT及磁共振成像（MRI）检查。其中X线检查是推拿临床检查最常用、最基本的影像学检查方法。CT检查能够清晰显示骨组织的内部结构，发现骨质内细小病变，特别是其丰富的后台处理技术，对于复杂部位外伤性疾病尤为重要。MRI可通过形态和信号，较清晰地显示骨髓、软组织病变。

一、X线检查

推拿临床针对骨骼的影像检查，X线检查是首选，也是最基本、最常用、最快速诊断的方法。具有良好的对比与清晰度，可使密度差别小、厚度较大的部位能够清晰显影，并有客观记录，便于复查对比。但对骨质破坏、坏死等骨病早期诊断不是最佳选择；对复杂骨结构，如腕骨，因重叠，显现不理想；对软组织病变不敏感。X线检查时，应注意以下几方面。

（1）绝大多数部位需要摄取正位片和侧位片，其中正位片可用于从上到下观察，以及观察骨的两侧，侧位片可用于从上到下、从前到后观察。为防遮挡，髌骨、掌骨、距骨可拍斜位，为了解颈椎椎间孔、腰椎峡部可拍斜位；如观察足跟距骨间是否有跟距桥时可拍切线位；观察髌骨、跟骨时可拍轴位；欲了解颈腰椎的稳定性可拍过屈位、过伸位；如观察右侧副韧带是否断裂可拍应力位。

（2）摄片的范围须包括周围的软组织，四肢长骨摄片须包括邻近的一个关节。

（3）根据诊断需要，可摄取对侧相应部位，以便对比，尤其是儿童。

二、CT检查

为明确骨与关节的损伤，更好显示骨的复杂结构，避免影像重叠可首选或在X线检查基础上行CT检查。CT检查对于小的骨破坏可以更早地显示。一般多进行CT平扫和增强扫描，对于解剖较复杂的部位（如脊柱、骨盆、四肢关节）可行CT后处理重建，如骨三维成像；对软组织病变可行增强扫描，确定病变的性质和范围。

三、MRI检查

MRI检查包括平扫、Gd-DTPA增强扫描、关节造影，除可以很好显示骨组织外，软组织分辨率也比较高，可直接显示骨髓、关节软骨盘、肌腱、韧带的损伤，对水肿、出血、坏死、肿块等病变亦能清晰显示，容易发现隐匿病变。但对于钙化的显示，其不如 X 线片和 CT。一个部位一般应包括冠状位、矢状位、轴位扫描；MRI 动态增强扫描可显示不同组织和病变内不同成分的信号强度随时间的变化情况，了解其血液灌注情况，有利于判定病变的性质。其中 T1WI 主要观察解剖结构，T2WI 主要观察组织病变。不同组织在 T1 与 T2 上的区别请见表 1-1。

表 1-1　不同组织在 T1 与 T2 上的区别

	T1	T2
含水组织（如脑脊液）	极暗	极亮
大脑皮质	亮	中度暗
大脑灰质	中度暗	中度亮
大脑脑脊液	极暗	极亮
脑瘤	暗	亮
多发性硬化斑块	中度至暗	亮
单纯梗死	暗	亮
脓肿 / 水肿	暗	亮
黄骨髓	极亮	中度至暗
红骨髓	中度	中度暗
溶骨性骨转移	暗	中度至暗
成骨性骨转移	暗	暗
椎间盘 - 正常	中度	亮
椎间盘 - 退行性变	中度至暗	暗
腱和韧带 - 正常	极暗	极暗
腱和韧带 - 发炎	中度	中度
腱和韧带 - 撕裂	中度	亮
脂肪	极亮	中度至暗
囊肿 - 普通	极暗	极亮
蛋白质	中度至亮	极亮
急性血肿	中度至暗	暗
亚急性血肿	边缘亮	亮
慢性血肿	连缘暗，中心亮	边缘暗，中心亮
肺	极暗	极暗
肝	中度亮	暗
胰腺	中度亮	暗
脾	暗	中度亮

第二章

一般检查法

第一节　颈项部检查

一、望诊

注意观察颈项部长短、形态、曲度、皮肤、软组织有无改变。

1.望颈椎形态　颈椎检查首先应注意观察颈部长短、颈椎是否正直、脊柱力线（后面观）是否正常。检查时要注意观察颈椎是否正直，若有颈椎歪斜可考虑落枕、斜颈、寰枢关节半脱位等。

2.望颈椎曲度　正常时颈椎呈生理前曲。生理曲度减小提示颈椎退行性变、肌肉痉挛。生理曲度加大时应根据临床表现做出诊断。

3.望颈项部皮肤、软组织　注意有无瘢痕、窦道、寒性脓肿等，并结合临床做出正确诊断。

二、切诊

注意有无压痛点，伴放射痛、肌痉挛、肌挛缩、棘突偏歪等。常见的改变有以下几种：

1.颈部压痛及是否伴有放射痛　临床上压痛最能直接反映病变部位。颈部重点检查枕骨下方，颈椎棘突、棘间、椎旁、侧块、横突端部，颈肩交界区，锁骨上方等部位有无压痛，并根据压痛的深浅、解剖做出诊断。临床上可见于落枕、颈椎病、颈肩部筋膜炎、颈肋综合征、前斜角肌综合征、寰枢关节半脱位、韧带损伤等疾病。

2.颈项部肌肉　重点触摸颈部肌肉是否僵硬、两侧发育是否对称，注意观察和询问肌肉的发育是否与患者身高、体重、职业相符。

3.颈部肌肉是否有包块　如小儿肌性斜颈可触摸到胸锁乳突肌上有包块、斜方肌挛缩等。

4.棘突是否偏歪　棘突偏歪可见于落枕、颈椎病、颈部扭挫伤等。因颈椎棘突分叉且两个叉的大小通常不同，故应区别棘突的分叉与颈椎偏歪。通常存在以下六种表现，方可考虑椎骨错缝，即颈部急性疼痛、剧烈疼痛、两侧疼痛、功能严重受限、触摸两侧有骨性部分不对称感、常规治疗止痛效果不满意。

三、量诊

颈项部正常活动度：前屈 35°~45°，后伸 35°~45°，左右侧屈各 45°，左右旋转各 60°~80°。

第二节　胸背部检查

一、望诊

1.骨性标志及生理曲度　医生首先从后面观察胸背部骨性标志，正常时两肩平行对称，两肩胛内角、肩胛冈、肩胛骨下角在同一水平线。胸腰椎棘突都在背部正中线上。

2.异常弯曲

（1）后凸畸形：胸椎后凸畸形分为弧形后凸（即圆背畸形）和角状后凸（即驼背畸形）。弧形后凸畸形的发生，多是由于多个椎骨病变形成的，如少年性椎体骨软骨病、类风湿性脊柱炎、老年性骨质疏松症等。角状后凸畸形多是由于单个椎骨或 2~3 个椎骨病变形成，如椎体压缩骨折、脱位、椎体结核和肿瘤骨质破坏等。

（2）侧凸畸形：即部分脊柱棘突偏离身体中线称脊柱侧凸，胸椎出现侧凸畸形时，下腰椎可发生代偿性侧凸。

3.胸廓形态变化　可由脊柱畸形引起，如脊柱结核等疾患造成的脊柱后凸，可使胸部变短，肋骨互相接近或重叠，胸廓牵向脊柱。因发育畸形、脊柱某些疾患、脊柱旁一侧肌肉麻痹，使脊柱侧凸，脊柱凸起的一侧胸廓膨隆，肋间隙加宽，而另一侧胸廓变平，肋骨互相接近或重叠，两肩不等高。

二、切诊

1.压痛点　胸椎棘突压痛代表着棘突炎、棘上韧带损伤或棘突骨折，胸椎旁压痛代表着肋椎关节、胸椎椎间关节损伤或肌肉损伤。内脏病变按照脏器的解剖位置，在相应的体表节段有疼痛反应及压痛。

2.外伤患者检查　胸壁有皮下气肿时，用手按压可有"捻发音""捻发感""踩雪音"，多因胸部外伤致肺或气管破裂，气体逸至皮下所致。检查肋骨时，医生用示指和中指分别置于肋骨两侧，沿肋骨走行方向，从后向前下方滑移，仔细触摸；骨折如有移位，能触及骨折断端和压痛；骨折移位不明显时，则可能仅有压痛；间接暴力所致肋骨骨折的压痛最多位于腋中线、腋前线和腋后线。直接暴力所致肋骨骨折的压痛位于暴力作用点。

三、量诊

1. 脊柱力线（后面观） 注意观察胸背部是否正直，以辨胸椎位置是否正常。

2. 人体力线（侧面观） 注意观察人体力线，以辨胸椎曲度是否正常。

3. 胸廓扩张度 医生双手放在被检者胸廓前下侧，双拇指分别沿两侧肋缘指向剑突，拇指尖在正中线接触或稍分开。嘱患者进行平静呼吸和深呼吸，利用手掌感觉双侧呼吸运动的程度和一致性。胸廓扩张度减弱的一侧往往为病变侧。

第三节　腰骶部检查

一、望诊

1. 骨性标志及生理曲度 首先从后面观察腰背部骨性标志：两髂嵴连线是否等高，从侧面观察腰背部生理曲度，一般青年人腰椎生理前曲较大，老年人则腰椎生理前曲较小。

2. 生理曲度异常

（1）腰椎生理前曲增大：表现为臀部明显向后凸起，躯干向后仰，多为骨盆前倾，如水平骶椎、腰椎滑脱、小儿双侧先天性髋关节脱位等。

（2）腰椎侧凸：需要鉴别是原发性侧凸还是代偿性侧凸，或是腰椎间盘突出症。

3. 皮肤色泽 主要观察皮肤有无缺损、色泽有无改变。主要有以下几种情况：

（1）腰骶部汗毛过长，颜色深，有色素沉着：多有先天性脊柱裂。

（2）腰部中线软组织肿胀：多为硬脊膜膨出。

（3）一侧腰三角区肿胀：多为流注脓肿。

（4）腰背部不同形状的咖啡色斑点：可能为神经纤维瘤或纤维异样增殖症。

二、切诊

1. 触摸棘突 棘突的排列是否在一条直线上，有无侧凸或棘突偏歪，棘突间隙是否相等，棘突、棘上韧带及棘间韧带有无增厚肿胀及压痛。

2. 压痛点 浅表压痛说明病变浅，位于筋膜或肌肉；深压痛表明可能是椎体或其附近有病变或损伤。

（1）椎旁压痛伴有放射痛：L4~L5、L5~S1椎旁压痛伴有放射痛，应考虑腰椎间盘突出症。

（2）腰部软组织压酸痛：多为软组织劳损。

（3）第三腰椎横突压痛：多为腰三横突综合征、腰三横突骨折。

（4）棘突压痛：多为棘上、棘间韧带损伤，棘突炎，棘突骨折。

（5）中线有深层压痛：应结合临床确定有无结核或椎体骨折。

三、量诊

腰部正常活动度：前屈 90°，后伸 30°，左右侧屈各 30°，左右旋转各 30°。

第四节 骨盆部检查

一、望诊

1. 前面观 两侧髂前上棘是否在同一水平线上，即骨盆是否倾斜。

2. 侧面观 如有腰椎生理前曲加大，臀部有无明显后凸。

3. 后面观 两髂后上棘是否在同一水平。有无臀大肌萎缩。慢性髋关节疾病由于病程长和运动障碍，可出现失用性肌萎缩；小儿麻痹后遗症有神经性肌萎缩。

二、切诊

1. 前面触诊 以两侧髂前上棘为骨性标志。触摸腹股沟部时，注意淋巴结是否有肿大，局部有无饱满肿胀、压痛等。

2. 侧面触诊 主要是触摸大转子，注意两侧大转子顶部，观察是否有大转子向上移位。

3. 后面触诊

（1）在骨盆后方触诊时，注意臀大肌肌张力和臀部压痛点。梨状肌体表投影压痛提示梨状肌损伤。梨状肌下缘是坐骨神经出口处，此处压痛应区分是坐骨神经病变还是梨状肌病变。

（2）骶骨背面筋膜起始处按压广泛酸痛，多为骶棘肌起始部筋膜损伤、劳损。

（3）骶髂关节部压痛，临床多见于骶髂关节炎、骶髂关节扭伤、结核、类风湿、强直性脊柱炎。

（4）骶尾部压痛：结合病因考虑有无骶尾部挫伤，骶骨、尾骨骨折或脱位。

三、量诊

骶髂关节、骶尾关节属不动或微动关节；如有异常活动，应考虑是否有骨折、脱位。

第五节 肩部检查

一、望诊

1. 肩部外观 观察其肿胀皮肤颜色，肩部有无窦道、肿胀、肿块及静脉怒张，对比两侧三角肌的形态，判断有无萎缩。严重的肩部外伤，均可能引起不同程度的肩部肿胀，如挫伤、牵拉伤、腱袖破裂等筋腱损伤；肩部骨折脱位时肿胀更为严重，如肱骨外科颈骨折、大结节骨折等；急性化脓性肩关节炎肩部肿胀而且局部灼热，触痛敏感；肩锁关节脱位肿胀在肩上部；锁骨肩峰端骨折肿胀在肩前部，锁骨上窝饱满。

2. 畸形　观察双肩部是否对称、是否在同一水平，两侧肩胛骨内缘与中线的距离是否相等。

（1）锁骨骨折、肩关节脱位等损伤时，为缓解疼痛，颈部往往向患侧倾斜。

（2）臂丛神经损伤或偏瘫造成的肩部肌肉麻痹会出现垂肩畸形。

（3）肩关节脱位时，肩峰异常突出而出现方肩畸形。

（4）肩部肌肉萎缩和腋神经麻痹，可致肩关节发生半脱位而出现方肩畸形。

（5）先天性高位肩胛症出现肩胛高耸，如累及双侧则出现颈部短缩畸形。

（6）前锯肌麻痹致肩胛胸壁关节松动，肩胛骨向后凸起，如累及双侧则称为翼状肩胛，注意与脊柱侧凸引起的肩胛骨后凸畸形相鉴别。

3. 肩部肌肉萎缩　多出现在疾病的后期，肩部骨折长期固定，可出现失用性肌萎缩。如有神经损伤致肌肉麻痹，失去运动功能，则出现神经性肌萎缩。肩关节化脓性炎症、结核、肩关节周围炎、肩部肿瘤等疾病，肩关节运动受限，也往往会出现肌肉萎缩，检查时要认真进行两侧对比。

二、切诊

1. 骨性标志　肩部触诊要重点触摸骨性标志，包括肩峰、大结节、喙突三点组成的三角形，称肩三角。肩峰在肩外侧最高点，其下方的骨性高突处为肱骨大结节；肩峰前方为锁骨外侧端；锁骨外中 1/3 交界处下方 1 横指、肱骨头内上方为喙突。

2. 压痛点　上述骨性标志往往是临床疾病的常见压痛点。

（1）肩关节周围炎：其压痛点多在肱骨大小结节、结节间沟、喙突和冈上窝部，后期形成广泛性粘连而致功能障碍。

（2）肱二头肌长头肌腱炎：压痛点多局限于结节间沟，且可触及增粗的长头腱。

（3）肱二头肌短头肌腱炎：压痛点多局限于喙突。

（4）三角肌下滑囊炎：压痛广泛，但主要位于三角肌区。

（5）冈上肌腱炎或冈上肌腱断裂：压痛位于肱骨大结节上部。

（6）肩背部筋膜炎：可在背部肩胛骨周围触及多个压痛点和结节。

3. 骨折或脱位的触诊

（1）骨折有移位时：可触及骨擦音和异常活动。

（2）肩关节脱位时：肩三角关系改变，并可在肩峰下方触到明显凹陷和空虚感，在腋窝部或肩前方能触到肱骨头。

（3）肩锁关节脱位时：在锁骨外端触到突起的骨端，向下按压时，有琴键样弹跳感，并有明显压痛。

三、量诊

肩关节正常活动度：前屈 90°，后伸 45°，外展 90°，内收 40°，内旋 80°，外旋 30°，上举 90°。

第六节 肘部检查

一、望诊

1.肘部肿胀 要区分是关节内肿胀还是关节外肿胀，是全关节肿胀还是局限性肿胀。对肿胀性质也必须仔细分析，是外伤性肿胀还是病理性（化脓感染、结核等）肿胀。关节内早期有少量积液时，尺骨鹰嘴突两侧正常的凹陷消失且变得饱满；当有大量积液时，关节肿胀明显，且呈半屈曲状态；对关节内积液者应进一步检查，明确诊断。外伤患者如出现局限性肿胀，常提示存在局部损伤。如肘内侧肿胀，可考虑为肱骨内髁骨折；如肘外侧肿胀，可考虑为肱骨外髁或桡骨小头骨折；如肘后方肿胀，可考虑为尺骨鹰嘴骨折；如肱骨髁上肿胀，可考虑为髁上骨折。局部软组织挫伤肿胀通常较局限。

2.肘部畸形

（1）肘外翻：正常的肘关节伸直时，上臂与前臂之间形成一生理性外偏角（即携带角），男性 5°~10°，女性 10°~15°。携带角大于 15° 即为肘外翻畸形，常见于先天性发育异常、肱骨下端骨折对位欠佳，或肱骨下端骨骺损伤，而在生长发育中逐渐形成畸形。肘外翻的患者，由于尺神经受到牵拉或磨损，后期常发生尺神经炎，甚者出现神经麻痹。

（2）肘内翻：携带角小于 5° 者，称为肘内翻。临床最常见的原因是尺偏型肱骨髁上骨折，因复位不良或骨骺损伤造成生长发育障碍所致。

（3）肘反张：肘关节过伸超过 10° 以上称之为肘反张，多由肱骨下端骨折复位不良，髁干角过小所致。

（4）靴形肘：临床见于肘关节后脱位或伸直型肱骨髁上骨折，由于肱骨下端与尺骨上端的关系改变，于侧面观察肘部时状如靴形，故称靴形肘。

（5）矿工肘：尺骨鹰嘴滑囊炎患者，肘后有像乒乓球样的囊性肿物，因多发于矿工而得名。

二、切诊

1.肘后三角触诊 肘关节屈曲 90° 时，肱骨外上髁、内上髁和尺骨鹰嘴突三点连线构成的等腰三角形，称肘后三角。当肘关节伸直时，则三点在一条直线上。临床通过检查三点关系的变化判断肘部骨折或脱位。肱骨髁上骨折时，三点关系保持正常；而肘关节脱位，则此三角关系破坏，可以此鉴别肱骨髁上骨折和肘关节脱位。此外，尺骨鹰嘴骨折时，近端被肱三头肌拉向上方，肱骨内、外髁骨折移位，肘后三角亦会发生改变。故触摸肘后三角时，先触到尺骨鹰嘴突，然后再摸肱骨内、外髁，对此三点仔细观察，可判断肘部的骨折和脱位。

2. 肘部常见压痛　肱骨外上髁为前臂伸肌群的起点，容易造成牵拉性损伤（或劳损）而形成肱骨外上髁炎。尤其网球运动员多发，故有"网球肘"之称。而肱骨内上髁压痛则为肱骨内上髁炎，临床较少见。儿童桡骨头半脱位时，压痛点在桡骨小头前方；成人桡骨小头骨折，压痛点在肘前外侧。此外，肱骨内、外髁撕脱骨折，尺骨喙突和鹰嘴骨折，压痛点在骨折的局部。在肘后部触摸到囊性包块，多为尺骨鹰嘴滑囊炎；若在鹰嘴突两侧触到黄豆大小的硬性包块，可在关节内移动，多为关节内游离体（或称关节鼠）。损伤后期，如在肘前方触及边界不清、硬度较大肿块，多为骨化性肌炎。

三、量诊

1. 肘关节正常活动度：屈曲 140°，过伸 10°。

2. 前臂正常活动度：旋前、旋后各 80°~90°。

第七节　腕和手部检查

一、望诊

1. 腕部肿胀

（1）全腕关节肿胀，多提示有关节内损伤或关节内病变，如腕部骨折、脱位，或韧带、关节囊撕裂。根据其他临床表现，应考虑有无急性化脓性腕关节炎。

（2）肿胀发展缓慢，关节梭形变，不红不热，多考虑腕关节结核。

（3）肿胀发展迅速，时肿时消，且往往是对称性肿胀，多为风湿性关节炎。

（4）鼻烟窝部肿胀明显，正常生理凹陷消失，多为腕舟骨骨折。

（5）第 2~5 指指间关节梭形肿胀，多为类风湿关节炎。

（6）沿肌腱的肿胀，多为腱鞘炎或肌腱周围炎。

（7）整个手指呈杵状称为杵状指，多为肺源性心脏病、支气管扩张或发绀型先天性心脏病等。

（8）孤立局限的包块，有明显的界线，多为腱鞘囊肿。

2. 腕和手部畸形

（1）餐叉样畸形：见于伸直型桡骨远端骨折，系骨折远端向背侧移位，致使腕部外观呈餐叉样。

（2）枪刺刀畸形：见于伸直型桡骨远端骨折，系骨折远端向桡侧移位，致使腕部外观呈枪刺刀样。

（3）腕下垂：由桡神经损伤引起，桡神经损伤后，前臂伸肌麻痹，不能主动伸腕，形成腕下垂。此外，前臂伸腕肌腱外伤性断裂，亦可形成"垂腕"畸形。

（4）尺骨小头向背侧移位：见于下尺桡关节分离移位、三角软骨损伤等。变位往往在前臂旋前位更明显。亦有向掌侧移位的情况。

（5）前臂缺血性肌挛缩（Volkman 挛缩）：当腕关节伸直时，掌指关节过伸，指间关节屈曲；当腕关节屈曲时，指间关节可伸直。

（6）爪形手：由尺神经损伤或臂丛神经损伤引起，表现为骨间肌、蚓状肌、拇收肌麻痹所致环指、小指爪形手畸形；手指内收、外展障碍和 Froment 征，以及手部尺侧半个和尺侧一个半手指感觉障碍，特别是小指感觉消失，手部精细活动受限，手内肌萎缩。肘上损伤除以上表现外，另有环指、小指末节屈曲功能障碍。由烧伤引起爪形手，则有明显瘢痕。

（7）猿手（扁平手、铲形手）：正中神经和尺神经同时损伤所致。表现为大小鱼际肌萎缩，掌部的两个横弓消失，掌心变为扁平，形如猿手。大鱼际肌萎缩因正中神经损伤导致，或因腕管综合征致正中神经长期受压。小鱼际肌萎缩由尺神经损伤、肘管综合征或尺神经炎所引起。骨间肌萎缩常由尺神经麻痹、损伤或受压引起。掌侧骨间肌萎缩由于解剖位置深，临床表现不明显；而背侧骨间肌因位于手背的掌骨间，萎缩时能够清楚地看到，其中第1、2背侧骨间肌最容易显露。

（8）锤状指：因手指末节伸肌腱断裂或末节指骨基底部背侧撕脱骨折，引起末节指间关节屈曲，不能主动背伸，形似小锤状。

（9）先天畸形：包括并指、短指、缺指、巨指及多指等先天性畸形。

二、切诊

1. **腕和手部肿块**　月骨脱位时，在腕掌侧中央部能触到向前移位的骨块；腕背侧触得形状大小不一、边界清楚的孤立性囊性肿物多为腱鞘囊肿；桡骨茎突狭窄性腱鞘炎急性炎症期，可触及局部明显高凸。内生软骨瘤发生在指骨者最多，骨向外肿大变粗，呈梭形，触之质硬，无移动，边界不清。

2. **腕和手部压痛**　桡骨茎突部压痛多系拇长伸肌腱腱鞘炎、拇短伸肌腱腱鞘炎；腕部损伤，若鼻烟窝部压痛，多为腕舟骨骨折；腕掌侧正中压痛，可能为月骨脱位或骨折；在腕背侧正中压痛，多为伸指肌腱腱鞘炎；下尺桡关节间和尺骨小头下方压痛，多是腕三角软骨损伤、下尺桡关节脱位；腕管综合征的压痛点，多在腕掌侧横纹正中部，且多伴有手指放射痛和麻木感。若掌指关节近端掌侧面有压痛（即掌骨头部），多为屈指肌腱腱鞘炎。

三、量诊

1. **腕关节正常活动度**　背伸 35°~60°，掌屈 50°~60°，桡偏 25°~30°，尺偏 30°~40°。
2. **腕掌关节正常活动度**　屈曲 50°~60°，伸腕 35°~60°，尺偏 30°~40°，桡偏

25°~30°。

　　3.**掌指关节正常活动度**　屈曲 60°~90°，伸直为 0°。

　　4.**近侧指间关节正常活动度**　屈曲 90°，伸直 0°。

　　5.**远侧指间关节正常活动度**　屈曲 60°~90°，伸直 0°。

第八节　髋部检查

一、望诊

　　1.**前面观**　腹股沟区是否对称，有无高凸饱满或空虚；高凸者多系髋关节肿胀，空虚者往往提示股骨头有严重破坏。髋关节有无畸形，下肢有无变长、变短，下肢有无旋转。

　　2.**侧面观**　髋部呈现屈曲位，则是髋关节后脱位（陈旧性），或小儿先天性髋脱位和髋关节屈曲性强直。

　　3.**后面观**　对比观察两侧臀横纹是否对称，单侧横纹皱褶增多，而且加深，并有升高，为单侧先天性髋关节脱位。两侧股骨大转子向外突出，会阴部增宽，为双侧先天性髋关节脱位。

　　4.**畸形**　单侧髋内翻畸形，临床多有患肢短缩。患肢外展，不能内收，比健肢稍长，临床多为髋外翻外旋畸形。

二、切诊

　　1.**前面触诊**　急性化脓性关节炎、髋关节结核、髋部骨折等，腹股沟部均有肿胀和压痛。

　　2.**侧面触诊**　大转子向上移位多见于股骨颈骨折、粗隆间骨折、髋关节脱位等。大转子部滑囊炎，在局部可触到较大的囊性肿物，质软可移动。当髋关节运动时，可触到在大转子上来回滑动并有弹响，多为"弹响髋"。

三、量诊

　　髋关节正常活动度：仰卧位屈膝屈髋 145°，俯卧位后伸 40°，外展 30°~45°，内收 20°~30°，屈膝 90°位髋内旋 40°~50°，屈膝 90°位髋外旋 40°~50°。

第九节　膝部检查

一、望诊

　　1.**膝关节肿胀**　膝关节轻度肿胀时表现为两侧膝眼消失，肿胀严重则波及髌上囊，甚至整个膝关节。肿胀最常见原因是外伤，如膝关节滑膜炎、髌骨骨折、胫骨内外髁骨折、髁间棘骨折、风湿性关节炎、膝关节结核、肿瘤等。如为急性化脓感染，则关节肿胀伴有局部皮肤焮红、灼热而剧痛。

2. **膝部周围局限性肿块** 髌上滑囊炎、膝关节结核、肿瘤等均可出现局限性肿胀。胫骨结节处有明显的高凸畸形，多为胫骨结节骨骺炎。膝关节后侧有圆形肿块，一般为腘窝囊肿。在股骨下端或胫骨上端的内、外侧可发生囊性肿物、骨软骨瘤，局部可见隆突。

3. **股四头肌萎缩** 多见于膝关节半月板损伤、膝关节骨性关节炎、腰椎间盘突出症及下肢固定后等。检查时根据肌肉萎缩程度结合病史进行分析。

4. **膝关节畸形** 正常的膝关节有 5°~10° 的生理外翻角；超过 15° 则为膝外翻畸形。单侧膝外翻称 K 形腿；双侧膝外翻称 X 形腿。反之，若正常生理外翻角消失，而形成小腿内翻畸形，如为双侧则称 O 形腿。正常的膝关节伸直可有 0°~5° 的过伸，如过伸超过 15° 则称为膝反张畸形。上述畸形常见于佝偻病、骨折畸形愈合、骨骺发育异常、小儿麻痹后遗症等。

二、切诊

1. 髌上滑囊炎时，在髌骨上方能触到囊性肿块，有波动感和轻度压痛。
2. 髌骨横形骨折时，在髌骨前面能触到裂隙和明显沟状凹陷，压痛敏感。
3. 髌骨软化症时，向下按压髌骨，使髌骨轻轻移动，可出现明显的疼痛。
4. 胫骨结节骨骺炎时，局部能触到高凸坚硬的包块，压痛明显。
5. 髌下脂肪垫肥厚时，在髌韧带两侧可触到饱满柔韧的硬性包块。
6. 膝关节间隙压痛时，可能为半月板损伤。
7. 腘窝囊肿时，可在腘窝中触到囊性包块，有时可有触痛。

三、量诊

膝关节正常活动度：屈曲 145°，伸直 0°~10°，膝关节屈曲内旋约 10°，膝关节屈曲外旋 20°。

第十节　踝和足部检查

一、望诊

1. 踝关节肿胀

（1）踝部骨折：引起踝关节肿胀的最常见原因是踝部外伤。内外踝骨折或胫骨下端骨折肿胀十分明显。

（2）踝关节结核或关节炎等：肿胀形成缓慢，踝下凹陷消失。

（3）跟骨骨折：跟骨增宽，跟腱止点处疼痛，可能为跟骨骨折。

（4）内外踝下方及跟腱两侧的正常凹陷消失，兼有波动感，可能为关节内积液或血肿。

（5）肿胀局限于一侧，多见于侧副韧带损伤。

（6）足后部肿胀多属跟腱炎、滑囊炎、骨质增生等。

2. 足部畸形

（1）马蹄足：行走时前足着地负重，踝关节保持在跖屈位，足跟悬起，也称"尖足""垂足"。

（2）仰趾足：行走时足跟着地，踝关节保持在背伸位，前足仰起，也称跟足。

（3）内翻足：足底向内翻转，行走时足背外侧缘着地。

（4）外翻足：足底向外翻转，行走时足内侧缘着地。

（5）扁平足：足纵弓塌陷变平，足跟外翻，前足外展，足舟骨低平甚至触地。

（6）高弓足：足的纵弓升高，行走时足跟和跖骨头着地。

二、切诊

踝部损伤时，应注重内踝、内踝尖、外踝、外踝尖，第5跖骨基底部、胫腓骨下端等部位，以明确踝部损伤时是否有骨折。足部损伤时要注意距骨、跟骨、第1跖骨头颈、第5跖骨头颈，以及第2、3跖骨头颈处有无压痛和骨折。检查时应同时注意重点检查韧带起止处，以明确有无距腓前韧带、距腓后韧带、跟腓韧带、三角韧带、下胫腓联合韧带是否有损伤。

常见的足部触诊有以下几种情况：

1. 足踇长伸肌腱腱鞘炎时，在足背部呈长条状肿胀，并有明显触痛。

2. 跖骨骨折时，可顺跖骨轴线肿胀，并能触到骨折端及压痛。

3. 第2跖骨头无菌性坏死，压痛在第2跖趾关节近端。

4. 舟骨内侧向内凸出，可能是副舟骨畸形或胫后肌止点骨质无菌性坏死。

5. 跟距关节间隙压痛可能为跟距关节炎、跟距桥。

6. 第1跖骨头内侧皮下囊性肿块，而压痛明显，常为足踇外翻形成的滑囊炎。

7. 第5跖骨基底部骨折，压痛和肿胀在足外侧第5跖骨近端。

8. 足跟触痛伴肿胀多见于跟骨骨折、跟骨结核、跟骨骨髓炎等。

9. 无肿胀的跟骨周围痛，若在跟骨结节部，则为跟腱炎。

10. 跟骨底部痛，不能行走负重，往往是跟骨脂肪垫肥厚、跟骨骨刺或跟底滑囊炎。

11. 青少年如有跟后部痛，多见于跟骨骨骺炎。

三、量诊

1. 踝关节正常活动度　背伸20°~30°，跖屈40°~50°，内翻30°，外翻30°~35°。

2. 跖趾关节正常活动度　背伸45°左右，跖屈30°~40°。

第三章

专科检查法

第一节　颈项部专科检查

一、Eaton 征

又称臂丛神经牵拉试验。患者上臂伸直。医生站于患者侧后方，以一手抵住患侧头部，一手握患肢腕部，反方向牵拉（图 3-1）。如患肢有疼痛或麻木感即为 Eaton 征阳性，提示颈部神经根受压。

二、Spurling 征

又称压头试验，是椎间孔挤压试验的操作方法之一。患者取坐位，头部侧屈后伸，靠于医生的胸部。医生站于患者后方，双手用力向下按压患者头顶（图 3-2）。如引起颈部疼痛并向上肢放射即为 Spurling 征阳性，提示神经根受压。

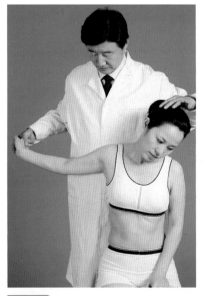

图 3-1　Eaton 征

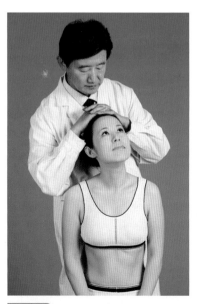

图 3-2　Spurling 征

三、Jackson 征

又称 Jackson 压头试验，是椎间孔挤压试验的另一种操作方法。患者取坐位，医生站在患者后方，双手置于患者头顶部，使患者头后伸并靠在医生胸部，用力向下按压（图 3-3）。如引起颈部疼痛并向上肢放射即为 Jackson 征阳性，提示神经根受压。

四、椎间孔分离试验

医生站于患者的后方，拇指在后，其余四指在前托住下颌，两手向上托住患者的头部，两前臂的尺侧压住患者的肩部（图 3-4），如颈部、患肢的疼痛或麻木感减轻或消失者为阳性，提示臂丛神经受压。

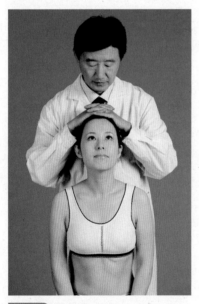 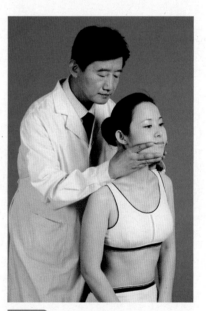

图 3-3　Jackson 征　　　　　　　图 3-4　椎间孔分离试验

五、椎动脉扭曲试验

患者取坐位。医生站在患者后方，使患者头屈伸并向侧方旋转（图 3-5）。若出现眩晕、复视、恶心等症状即为椎动脉扭转试验阳性，提示椎动脉受压。

六、Adosn 征

又称艾迪森试验。患者取坐位。医生站于患侧后方，以一手触摸患侧桡动脉，然后嘱其吸气、挺胸、闭气，仰头，再将头转向对侧（图 3-6）。如桡动脉搏动减弱或消失即为Adosn 征阳性，提示胸廓出口综合征。

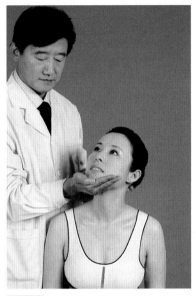

图 3-5 椎动脉扭转试验

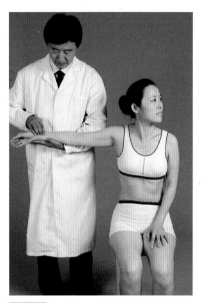

图 3-6 Adosn 征

七、挺胸试验

患者站立，两臂后伸，挺胸。医生站在患侧后方，触摸患者桡动脉（图 3-7）。如桡动脉搏动减弱或消失，上肢有麻木感或疼痛即为挺胸试验阳性，提示锁骨下动脉及臂丛神经在第 1 肋骨与锁骨间隙受压（肋锁综合征）。

八、超外展试验

患者取坐位。医生站于侧后方，一手触摸患侧桡动脉，嘱患者上肢从侧方外展、上举（图3-8）。如桡动脉搏动减弱或消失即为超外展试验阳性，提示锁骨上动脉被喙突及胸小肌压迫（超外展综合征）。

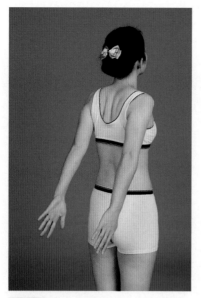

图 3-7　挺胸试验

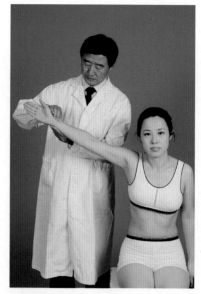

图 3-8　超外展试验

第二节　胸背部专科检查

一、胸廓挤压试验

用于诊断肋骨骨折和胸肋关节脱位。检查分两步：先进行前后挤压，医生一手扶住后背部，另一手从前面推压胸骨部，使之产生前后挤压力（图 3-9），再进行左右方向的挤压。如肋骨处有明显疼痛感或出现骨擦音，即为胸廓挤压试验阳性，提示肋骨骨折。

二、脊柱叩痛试验

患者取坐位。医生左手掌面放在患者头顶，右手半握拳，以小鱼际肌部叩击左手（图3-10）。如出现疼痛即为脊柱叩痛试验阳性，提示疼痛部位可能存在骨折。或以叩诊锤或手指直接叩击各个脊椎棘突。

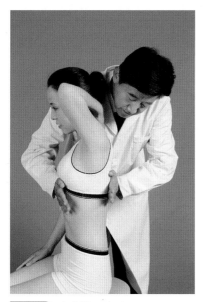

图 3-9 胸廓挤压试验

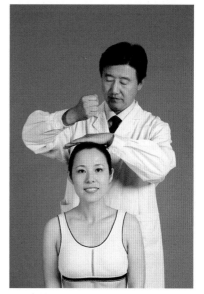

图 3-10 脊柱叩痛试验

第三节 腰骶部专科检查

一、直腿抬高试验

患者仰卧，下肢伸直。医生站于侧方，嘱患者膝关节伸直，并向上抬起患侧下肢；计量下肢与床面的夹角（图 3-11）。正常时应达 60°且无腰痛、腿痛；若未达到 60°而出现腰痛、腿痛，即为直腿抬高试验阳性，此时应做 Laseque 征检查，排除腰部神经根受压。

二、Laseque 征

又称拉塞克征。患者仰卧，下肢伸直。医生站于侧方，嘱患者膝关节伸直，并向上抬起患侧下肢；计量下肢与床面的夹角。正常时应达 60°且无腰痛、腿痛；若未达到 60°而出现腰痛并伴有下肢放射痛，且直腿抬高受限者，将患肢下降 5°~10° 至疼痛消失，再背伸患侧踝关节（图 3-12）。若患者再次出现腰痛、腿痛，即为 Laseque 征阳性，提示神经根受压。该方法可用来诊断 L4~L5、L5~S1 椎间盘突出。

25

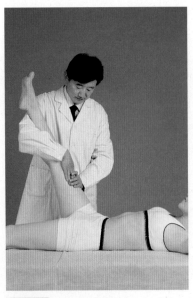

图 3-11　直腿抬高试验

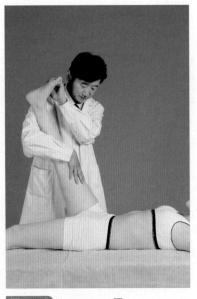

图 3-12　Laseque 征

三、Yeoman 征

又称髋关节过伸试验（伸髋试验）。其是股神经牵拉试验的一种，用于诊断 L3~L4 椎间盘突出。患者俯卧位，下肢伸直。医生站于侧方，一手压住患者腰骶部，另一手握住患侧踝部或托住膝部，使患侧下肢向后过度伸展（图 3-13）。如沿股神经支配区域出现放射性疼痛即为 Yeoman 征阳性，提示股神经受压。

四、Fajerztain 征

又称健侧直腿抬高试验。若健侧直腿抬高 50°~70° 时，患侧下肢发生疼痛，即为 Fajerztain 征阳性。提示腰部神经根受压，有较大的突出物位于神经根内侧或神经根下，是重要的手术指征之一。

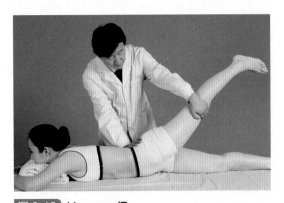

图 3-13　Yeoman 征

五、Soto-Hall 征

又称屈颈试验。患者仰卧。医生站于侧方，一手按于患者胸前，另一手置于患者枕后，两手协调用力使患者屈颈（图 3-14）。如出现腰痛、腿痛即为 Soto-Hall 征阳性，提示腰部神经根受压。

六、Linder 征

又称林德征。患者坐于床上，两腿伸直。医生站于侧方，使患者屈颈（图 3-15）。若出现腰痛、腿痛，即为 Linder 征阳性，提示神经根受压。

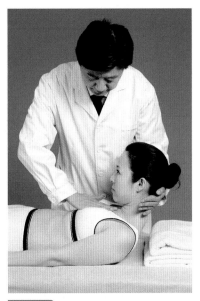

图 3-14　Soto-Hall 征

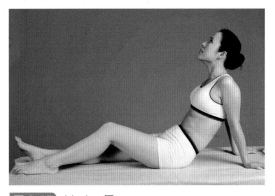

图 3-15　Linder 征

七、腘神经压迫试验

患者取坐位，患侧髋关节及膝关节屈曲 90°。医生站于侧方，嘱患者逐渐伸直膝关节，至开始有腰痛、腿痛时止，再略屈膝关节至疼痛消失，医生以手指按压腘神经（图 3-16）。如再次出现腰痛、腿痛即为腘神经压迫试验阳性，提示神经根受压。

八、挺腹试验

患者仰卧，双臂交叉放于胸部；以头部和双足跟为着力点，将腹部及骨盆用力向上挺起（图 3-17）。若患者感觉腰痛及下肢放射痛，即为挺腹试验阳性，提示腰部神经根受压。

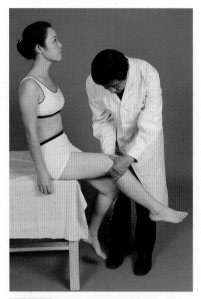

图 3-16　腘神经压迫试验

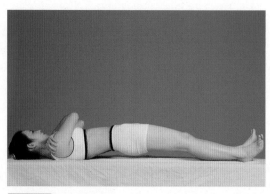

图 3-17　挺腹试验

九、挺腹加强试验

若疼痛及放射痛不明显可做挺腹加强试验，即在上述动作基础上，深吸气后屏住呼吸片刻。若出现疼痛，即为挺腹加强试验阳性，提示腰部神经根受压。

十、Naffziger 征

又称颈静脉压迫试验。患者仰卧。医生用手压迫两侧颈静脉约 1min（图 3-18）。如出现腰痛及下肢放射痛，即为 Naffziger 征阳性。压迫颈静脉并让患者咳嗽，则可加强上述试验。提示腰部神经根受压。

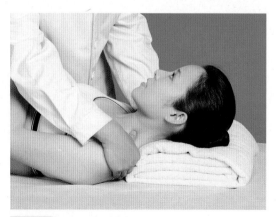

图 3-18　Naffziger 征

十一、拾物试验

主要用于判断小儿脊柱前屈功能有无障碍。当小儿不配合检查时，常用此方法检查。置一物于地面，嘱小儿拾起，注意观察小儿的取物动作和姿势。正常时，应直立弯腰伸手拾起。如小儿屈髋、屈膝，腰部板直，一手扶住膝部下蹲，用另一手拾起该物，即为拾物试验阳性，提示脊柱有病变。

十二、俯卧背伸试验

小儿俯卧，两下肢伸直并拢。医生提起其双足，使腰部过伸（图3-19）。正常脊柱呈弧形后伸状态。如大腿、骨盆与腹壁同时离开床面，脊柱呈强直状态，即为俯卧背伸试验阳性，提示婴幼儿脊柱有保护性僵硬或脊柱病变。

十三、骨盆回旋试验

又称腰骶关节试验。极度屈髋、屈膝，使臀部离床，腰部被动前屈（图3-20）。如出现下腰部、腰骶关节处疼痛，即为腰骶关节试验阳性，提示腰部软组织劳损、腰骶关节病变。

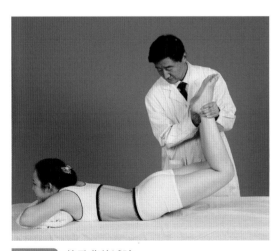

图 3-19　俯卧背伸试验

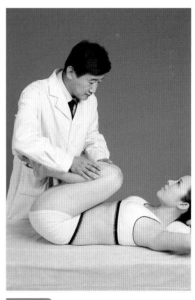

图 3-20　骨盆回旋试验

十四、Ely 征

又称跟臀试验、俯卧屈膝试验。患者俯卧。医生站于侧方，使患侧膝关节屈曲，足跟靠近臀部（图 3-21）。如果股神经与股前侧肌群受到牵拉而出现股前方放射痛，即为 Ely 征阳性。屈膝的力量亦可通过股前肌群作用于骨盆，使骨盆在横轴上受到旋转；若腰骶关节、骶髂关节处疼痛，提示病变位于腰骶关节、骶髂关节。股四头肌挛缩、腰大肌脓肿、腰椎强直时出现相应部位症状，应结合临床症状做出相应的诊断。

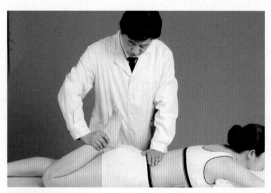

图 3-21　Ely 征

第四节　骨盆专科检查

一、梨状肌紧张试验

患者取仰卧位。医生站于患侧，一手扶患侧膝，一手扶患侧踝，先将患侧极度屈髋、屈膝，再极度内收内旋髋关节（图 3-22a）。如有臀痛及下肢放射痛，再迅速外展外旋髋关节，若疼痛随即缓解，即为梨状肌紧张试验阳性。也可让患者取俯卧位，屈曲患侧膝关节。医生一手固定骨盆，另一手握持患侧小腿远端，推小腿向外，使髋关节内旋（图 3-22b）。如有臀痛及下肢放射痛亦为梨状肌紧张试验阳性，提示梨状肌紧张、梨状肌综合征。

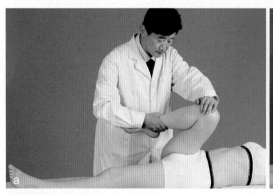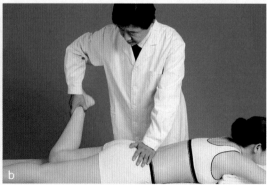

图 3-22　梨状肌紧张试验

二、骨盆挤压试验

患者取仰卧位。医生两手分别放于髂骨翼两侧，两手同时向中线挤压（图 3-23）。如有疼痛，即为骨盆挤压试验阳性，提示骨盆骨折、骶髂关节病变。

三、骨盆分离试验

患者取仰卧位。医生双手放于上侧髂骨部，向下按压（图 3-24）。如有疼痛，即为骨盆挤压试验阳性，提示骨盆骨折、骶髂关节病变。

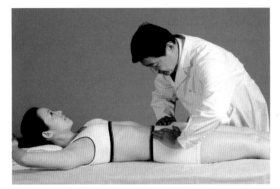
图 3-23 骨盆挤压试验

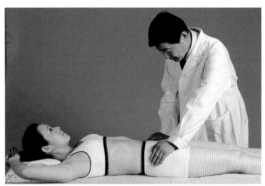
图 3-24 骨盆分离试验

四、斜扳试验

患者取侧卧位，健侧腿伸直，患侧腿屈髋、屈膝各 90°。医生一手扶住患侧膝部，一手按住患侧肩部，然后用力使大腿内收，并向下按膝部（图 3-25）。如骶髂关节疼痛，即为斜扳试验阳性，提示骶髂关节病变。

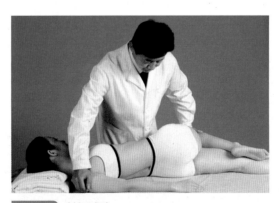
图 3-25 斜扳试验

五、"4"字试验

患者取仰卧位。医生站于健侧,将患侧小腿外侧置于健侧膝关节上方;一手置于健侧髂前,另一手置于患侧膝部;两手向下按压(图 3-26)。如髋关节或骶髂关节疼痛,则为"4"字试验阳性,提示病变部位在髋关节或骶髂关节。

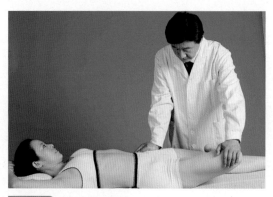

图 3-26 "4"字试验

六、床边试验

患者平卧,患侧臀部置于床边(图 3-27a),健侧腿尽量屈膝、屈髋。医生站于患侧,用手按住健侧膝部,使健侧大腿靠近腹壁,另一手将患腿移至床边外,将垂下床旁的大腿向地面方向加压,使之过度后伸,使骨盆沿着横轴旋转(图 3-27b)。如骶髂关节处疼痛,即为床边试验阳性,提示骶髂关节病变。

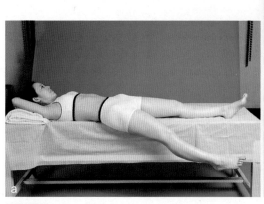

图 3-27 床边试验

七、单髋后伸试验

　　患者取俯卧位，两下肢并拢伸直。医生一手按住骶骨中央部，另一手托住患侧大腿下部，用力向上抬起患肢，使之过度后伸（图 3-28）。如骶髂关节疼痛，则为单髋后伸试验阳性。该试验用于检查骶髂关节病变。

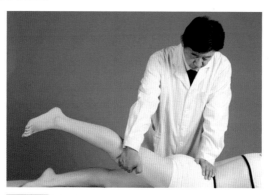

图 3-28　单髋后伸试验

第五节　肩部专科检查

一、Yergason 征

　　又称肩峰下关节撞击征。患者屈肘 90°，前臂外旋。医生握住前臂下段，嘱患者抗阻力屈肘（图 3-29）。如出现肩前痛即为 Yergason 征阳性，提示肱二头肌长头腱鞘炎。

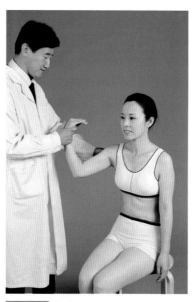

图 3-29　Yergason 征

二、外展扛肩现象

患者肩关节主动或被动外展时，患侧肩亦随之抬起，形成"扛肩"，故称"外展扛肩现象"（图 3-30），提示肩关节粘连。

三、Duga 征

又称杜加试验。患者屈肘，手能摸到对侧肩部，肘部能贴近胸壁中线为正常。如患者不能完成上述动作（图 3-31），或仅能完成两动作之一，即为 Duga 征阳性，提示有肩关节脱位的可能。

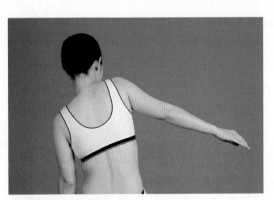

图 3-30 外展扛肩现象

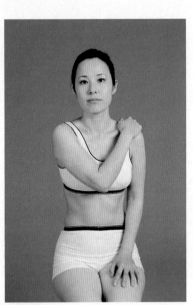

图 3-31 Duga 征

四、落臂试验

患者站立，先将患肢被动外展 90°，然后令其缓慢地向下放，如果不能慢慢放下，出现突然直落到体侧，则为落臂试验阳性，说明有肩袖破裂存在。

五、直尺试验

正常人肩峰位于肱骨外上髁与肱骨大结节连线内侧（图 3-32）。医生用直尺边缘贴于患者上臂外侧，一端贴肱骨外上髁，另一端能与肩峰接触则为直尺试验阳性，提示肩关节脱位。

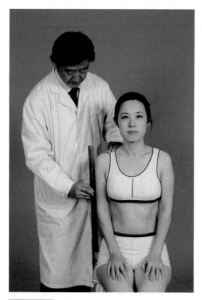

图 3-32　直尺试验

六、肩关节外展试验

　　患者取站立位或坐位，患侧上肢伸直下垂，然后缓慢外展上举，观察有无疼痛与活动受限。若在某一角度出现疼痛或疼痛加剧，即为肩关节外展试验阳性。开始外展时即有疼痛，见于锁骨骨折、肩关节脱位、肱骨骨折、肩胛骨骨折或肩周炎等。外展越接近 90°位越痛，可能为肩关节粘连。外展过程中有疼痛，但到上举时痛反轻或不痛，可能为肩峰下滑囊炎、三角肌下滑囊炎或三角肌损伤。在肩关节外展 60°~120°时，肩峰与肱骨头之间的距离最小。如疼痛出现在肩关节外展 60°~120°时，不足或超过这个角度时无疼痛，此现象称为疼痛弧（图3-33），提示冈上肌肌腱炎。肩锁关节病变的疼痛弧在肩关节外展 150°~180°范围内。被动外展超过 90°以上时，肩峰处有疼痛，可能有肩峰骨折。

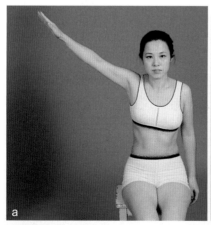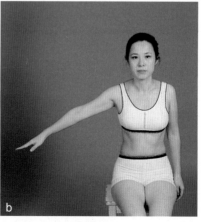

图 3-33　疼痛弧

七、冈上肌腱断裂试验

嘱患者肩外展，当外展在 0°~30°时可以看到患侧三角肌用力收缩，但不能外展上肢，越用力越耸肩。若医生将患肢被动外展超过 60°，则患者又能主动外展上肢，即为冈上肌腱断裂试验阳性，提示冈上肌腱断裂或撕裂。

八、前屈内旋试验

将患者患肩前屈 90°，屈肘 90°，用力使肩内旋（图 3-34），此时肩袖病变撞击喙突肩峰韧带，若出现肩痛，即为前屈内旋试验阳性，提示肩袖损伤。

九、前屈上举试验

嘱患者将患侧屈肘 90°，医生用手扶患侧前臂，使肩关节前屈、上举（图 3-35），此时肩袖的大结节附着点撞击肩峰的前缘。如出现肩痛，即为前屈上举试验阳性，提示肩峰下滑囊炎、冈上肌腱炎。

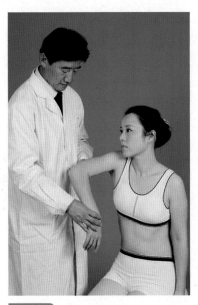

图 3-34　前屈内旋试验

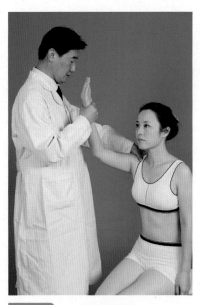

图 3-35　前屈上举试验

第六节　肘部专科检查

一、Mills 征

又称伸肌腱牵拉试验。医生一手托患肘，另一手握住患侧腕部，使其屈腕、屈肘；然后极度旋前并伸直肘关节（图 3-36）。如在此过程中，肱骨外上髁处疼痛，即为 Mills 征阳性，提示肱骨外上髁炎。

二、Cozen 征

又称前臂伸肌紧张试验。患者伸肘、伸腕、握拳；医生一手固定其肘部，一手压其手背，嘱患者主动伸腕，与患者做对抗状（图 3-37）。如肱骨外上髁处疼痛，即为 Cozen 征阳性，提示肱骨外上髁炎。

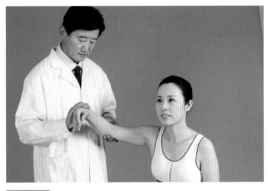

图 3-36　Mills 征

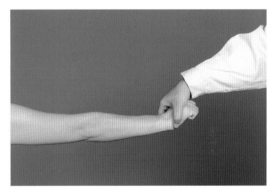

图 3-37　Cozen 征

三、屈腕抗阻力试验

医生一手握住患者手，另一手托住患者前臂或肘，嘱患者主动屈腕，医生与患者做对抗（图 3-38）。如肱骨内上髁处疼痛，即为屈腕抗阻力试验阳性，提示肱骨内上髁炎。

四、前臂收展试验

医生坐在患者对面，上肢向前伸直，医生一手握住肘部，推肘关节向外；另一手握住腕部，使前臂内收（图 3-39）。如前臂出现内收运动，提示外侧副韧带断裂。若握腕部的手使前臂外展，而握肘部之手拉肘关节向内，出现前臂有外展运动，则为内侧副韧带损伤。如只有疼痛而无收展异常活动，提示韧带损伤。

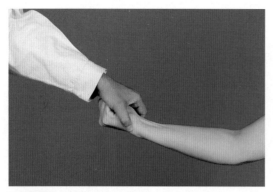

图 3-38　屈腕抗阻力试验

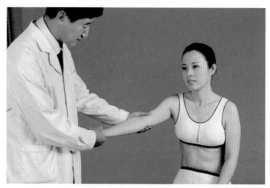

图 3-39　前臂收展试验

第七节　腕和手部专科检查

一、前臂捻发音检查

嘱患者反复屈伸腕关节。如在前臂桡背侧中下 1/3 交界处扪及摩擦感或有捻发音（图 3-40），提示桡侧腕伸肌腱周围炎。

二、三角软骨盘挤压试验

医生一手握住患肢前臂下段，另一手握住患者手部，使患者屈腕并且腕关节尺偏，纵向挤压下尺桡关节（图 3-41）。如下尺桡关节疼痛，即为三角软骨盘挤压试验阳性，提示三角软骨盘损伤。

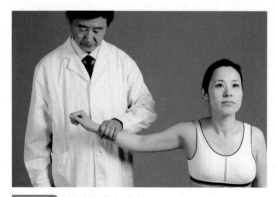

图 3-40　前臂捻发音检查

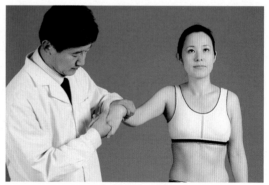

图 3-41　三角软骨盘挤压试验

三、Finkelstein 征

又称握拳尺偏试验。医生使患者拇指在里,四指在外,嘱患者握拳、腕关节尺偏(图3-42)。如桡骨茎突部疼痛,即为 Finkelstein 征阳性,提示桡骨茎突部狭窄性腱鞘炎。

四、Tinel 征

医生以叩诊锤叩击腕关节掌侧正中（图3-43）。如出现桡侧三个半手指麻木或疼痛,即为 Tinel 征阳性,提示正中神经受压。

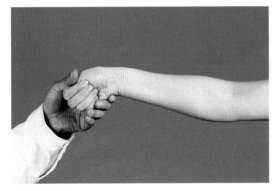

图 3-42　Finkelstein 征

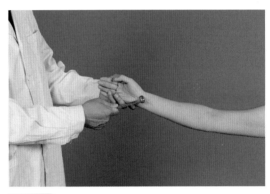

图 3-43　Tinel 征

五、屈腕试验

患者自然屈腕 1min（图3-44）。如出现桡侧三个半手指麻木或疼痛,即为屈腕试验阳性,提示正中神经受压。

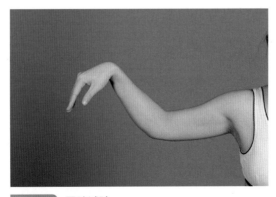

图 3-44　屈腕试验

六、指浅屈肌试验

医生将患者的手指固定于伸直位,然后嘱患者屈曲以检查手指的近端指间关节(图 3-45)。若不能屈曲,表明该肌腱有断裂或该肌肉的神经支配发生障碍。

七、指深屈肌试验

检查时将患者掌指关节和近端指间关节固定在伸直位,然后让患者屈曲远端指间关节(图 3-46)。若不能屈曲,表明该肌腱有断裂或该肌肉的神经支配发生障碍。

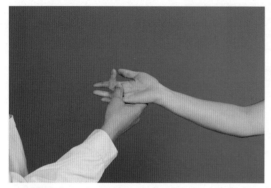
图 3-45 指浅屈肌试验

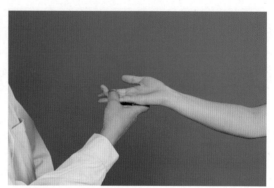
图 3-46 指深屈肌试验

第八节 髋部专科检查

一、Trendelenburg 征

又称髋关节承重功能试验。患者背向医生站立,先将患腿屈膝抬起,用健侧下肢单腿站立,然后再换以患侧腿站立,注意观察站立时骨盆的升降变化(图 3-47)。正常时,单腿站立后对侧骨盆上升。如对侧骨盆下降低落,即为 Trendelenburg 征阳性,提示小儿麻痹后遗症、小儿先天性髋关节脱位、成人陈旧性髋脱位、股骨颈骨折后遗症(髋内翻畸形)、股骨头坏死等,也用于检查有无臀中肌麻痹和髋关节的稳定程度。

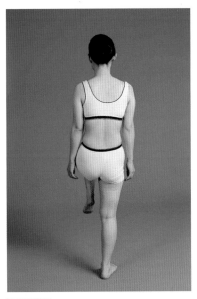

图 3-47　Trendelenburg 征

二、Thomas 征

又称髋关节屈曲挛缩试验。患者取仰卧位，腰部放平，先将健侧腿伸直，然后再将患腿伸直，注意观察，达到一定角度时，腰部是否离开床面向上挺起（图 3-48）。如腰部挺起，即为 Thomas 征阳性。当患肢完全伸直后，再将健肢屈髋、屈膝，使大腿贴近腹壁，腰部也下降贴近床面，此时若患肢自动离开床面，向上抬起，亦为 Thomas 征阳性，提示髋关节有屈曲挛缩，常用于检查髋关节结核、髋关节炎或强直、类风湿关节炎、髂腰肌炎等。

三、Allis 征

又称下肢短缩试验，用于检查下肢有无短缩。检查时患者取仰卧位，两腿并拢，屈髋、屈膝，两足并齐，这时观察两膝高度。如患膝低于健侧，即为 Allis 征阳性（图 3-49），说明有肢体短缩。临床常用于检查股骨颈骨折、髋关节后脱位。

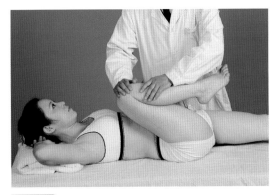

图 3-48　Thomas 征

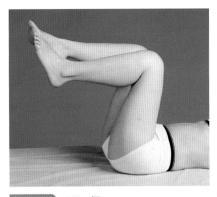

图 3-49　Allis 征

四、望远镜试验

又称套叠征。检查时小儿仰卧位，两下肢放平伸直；医生一手固定骨盆，另一手握住膝部将大腿抬高 30°，并上下推拉大腿（图 3-50），如出现松动感或抽动感，即为望远镜试验阳性，提示婴幼儿出现了先天性髋关节脱位。可双侧对照检查。

五、髋关节过伸试验

又称腰大肌挛缩试验。患者取俯卧位，患膝屈曲 90°，医生一手握踝部将下肢提起，使患髋过伸（图 3-51）。如髋关节不动而骨盆随之抬起，即为髋关节过伸试验阳性，提示髋关节不能过伸，说明腰大肌脓肿、髋关节早期结核、髋关节强直。

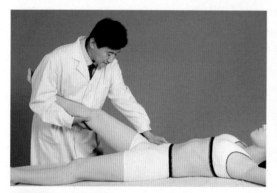

图 3-50　望远镜试验

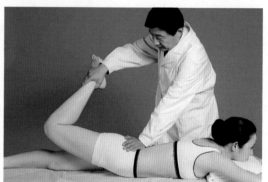

图 3-51　髋关节过伸试验

六、髂胫束挛缩试验

患者侧卧位，健肢在下。医生站于患者背后，一手固定骨盆，另一手握住患肢踝部，使患侧膝屈曲 90°，患髋先屈曲、外展，再后伸（图 3-52），最后放开握踝的手，让患肢自然落下，正常时落在健肢的后方，若落在健肢的前方或保持上举外展的姿势，即为髂胫束挛缩试验阳性，提示髂胫束挛缩或阔筋膜张肌挛缩。

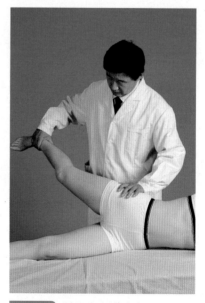

图 3-52　髂胫束挛缩试验

七、蛙式试验

患儿仰卧，使双膝、双髋屈曲 90°。医生使患儿双髋做外展外旋呈蛙式位。双侧肢体平落在床面为正常；如一侧或双侧肢体不能平落于床面，即为蛙式试验阳性，提示髋关节外展外旋受限，根据临床可考虑为先天性髋关节脱位。

第九节　膝部专科检查

一、侧方应力试验

患者仰卧屈膝 0°~30°，医生一手置膝关节外侧向内推，另一手握踝关节上方向外拉，做两侧膝关节外展应力试验（图 3-53）。医生一手置于膝关节内侧向外拉，另一手握踝上方做小腿内收内翻应力试验（图 3-54），两侧对比。如有疼痛、异常活动，即为侧方应力试验阳性。如内侧疼痛提示内侧副韧带损伤；外侧疼痛提示外侧副韧带、半月板损伤。如有侧方异常活动，提示韧带断裂或骨折。膝关节完全伸直时，主要用于检查内侧和外侧副韧带；当膝关节微屈时，主要用于检查膝关节后外侧和后内侧韧带。

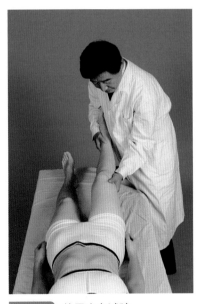

图 3-53　外展应力试验

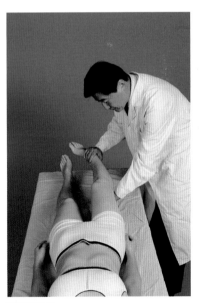

图 3-54　内翻应力试验

二、Lachman 征

又称拉赫曼试验。患者仰卧，屈膝 15° 左右，患肢放松。医生一手置于膝关节上方，固定不动；另一手置于膝关节后方，用力向前提拉（图 3-55）。如从中立位前移超过对侧膝关节，则为 Lachman 征阳性，提示前交叉韧带损伤。

三、前抽屉试验

患者仰卧，患膝屈曲 90°。一助手坐于床边，双手握住患侧大腿下段以固定。医生坐在床边，并以臀部压住患者足部以固定，双手握住患者小腿上端，从后向前牵拉（图 3-56）。若胫骨结节向前移动超过正常侧 5mm，即为前抽屉试验阳性（正常时可前移 1~2mm），提示前交叉韧带损伤。改良的前抽屉试验的做法为患者仰卧，屈髋 45°，屈膝 90°，医生坐在患者被查肢体的足部，以确保它处于中立位、内旋 30° 和外旋 30°，并使腘绳肌放松（以手摸其肌腱可知），再行前抽屉检查。急性期不易查出阳性。

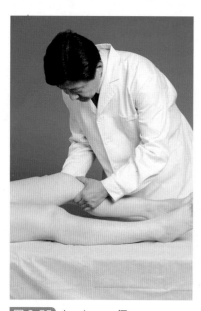

图 3-55　Lachman 征

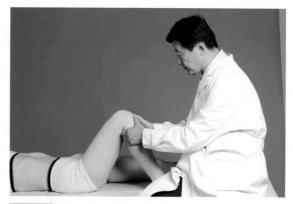

图 3-56　前抽屉试验

四、Godfrey 征

患者仰卧。医生站于侧方，握持患侧小腿，使患者屈髋、屈膝 90°，然后用手向下方用力按压患者胫骨结节处（图 3-57）。如发现胫骨上端向后移动，即为 Godfrey 征阳性，提示后交叉韧带断裂。

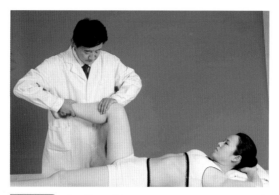

图 3-57　Godfrey 征

五、后抽屉试验

患者仰卧，屈膝 90°，小腿分别置于内旋、中立和外旋三个位置检查。医生坐其足部以确保胫骨在所需要的旋转位置上，双手握小腿上端并用力向后推（图 3-58）。如后移超过 1cm，则为后抽屉试验阳性，提示后交叉韧带断裂。急性期此试验不易查出阳性。亦可嘱患者坐于床边，屈膝约 90°，靠小腿重力牵引使膝关节放松、胫骨下沉。医生两手放在膝关节前内侧和前外侧，用大鱼际向后推压胫骨近端。如感到胫骨平台向后移动，即为后抽屉试验阳性，提示后交叉韧带断裂。

六、反向 Lachman 征

患者俯卧位，膝微屈曲、放松。医生一手放于大腿下段的后侧，另一手置于胫骨近端前方，两手相对用力（图 3-59）。若胫骨上端向后移动，即为反向 Lachman 征阳性，提示后交叉韧带断裂。

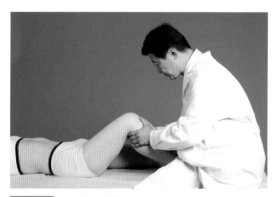

图 3-58　后抽屉试验

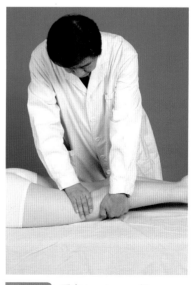

图 3-59　反向 Lachman 征

七、Mc Murray 征

又称麦氏征。患者仰卧，极度屈髋、屈膝。医生站于侧方，使患者小腿内旋外展→伸直（图 3-60a）、外旋内收→伸直（图 3-60b）、外旋外展→伸直（图 3-60c）、内收内旋→伸直（图 3-60d）。如在上述过程中膝关节疼痛并有弹响，即为 Mc Murray 征阳性，提示半月板损伤。内侧疼痛弹响为内侧半月板损伤，外侧疼痛弹响为外侧半月板损伤。

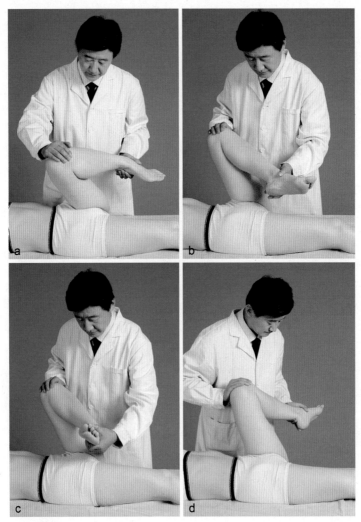

图 3-60 Mc Murray 征

八、Apley 征

又称研磨试验。患者俯卧，先使患肢屈膝 90°，医生双手按压患者足跟，向内侧或向外侧旋转小腿并挤压膝部，同时变换屈伸的角度（图 3-61）。如在旋转过程中，膝关节疼痛并有弹响时，即为 Apley 征阳性，提示半月板损伤。依疼痛发生时膝关节的角度来判定半月板破裂的部位，屈曲最大限度时疼痛，应考虑为半月板的后角损伤，屈膝接近 90° 时为半月板的体部损伤，靠近伸直位时为半月板的前角损伤。

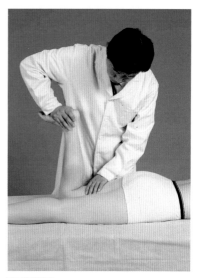

图 3-61　Apley 征

九、提拉试验

患者俯卧，使患膝屈曲 90°，医生一手按住大腿下端，另一手握住患肢踝部提起小腿，使膝离开床面，做外展、外旋（图 3-62a）或内收、内旋活动（图 3-62b）。如出现膝外侧或内侧疼痛，即为提拉试验阳性，提示有内侧或外侧副韧带损伤。

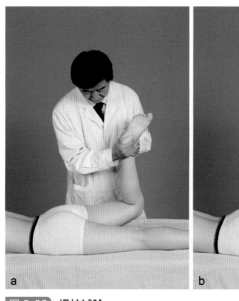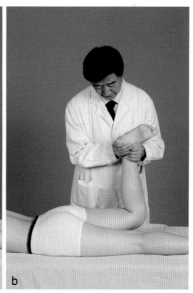

图 3-62　提拉试验

47

十、交锁征

患者取坐位或仰卧位。医生嘱患者做患肢膝关节屈伸活动数次，若关节突然出现疼痛，不能屈伸为阳性，提示膝关节被破裂的半月板交锁，但慢慢旋膝以后，可解开交锁，又可恢复主动屈伸。

十一、Jones 征

称膝关节过伸试验。患者仰卧。医生一手固定股骨远端，一手抬起足跟（图 3-63）。如膝眼处疼痛，即为 Jones 征阳性，根据临床检查所得，可考虑半月板前角损伤、髌下脂肪垫损伤、膝横韧带损伤。

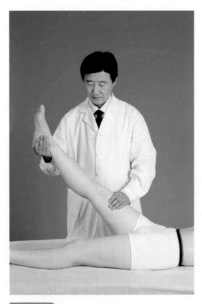

图 3-63 Jones 征

十二、重力试验

若检查右膝内侧半月板，嘱患者左侧卧位，将右侧下肢抬离床面，屈伸右膝（图 3-64a）。如在某一角度出现膝内侧疼痛，即为重力试验阳性，提示右膝内侧半月板损伤。若检查右膝外侧半月板，嘱患者右侧卧位，将右侧下肢抬起，屈伸右膝（图 3-64b）。如在某一角度出现膝外侧疼痛，即为重力试验阳性，提示右膝外侧半月板损伤。

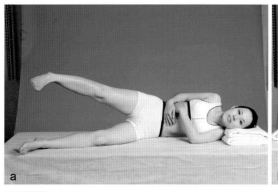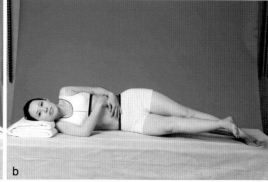

图 3-64　重力试验

十三、屈膝试验

患者俯卧。医生使患侧膝关节极度屈曲（图 3-65）。如膝关节后方出现疼痛，即为屈膝试验阳性，提示半月板后角损伤、膝关节滑膜炎。

十四、髌骨研磨试验

患者仰卧，膝关节伸直。医生用掌按压髌骨，施加一定的压力并环旋揉动，使得髌骨与股骨髁发生摩擦（图 3-66）。如髌骨关节疼痛，即为髌骨研磨试验阳性，提示髌骨软化症。

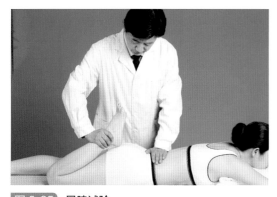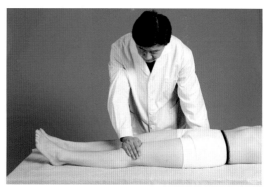

图 3-65　屈膝试验　　　　　　　　图 3-66　髌骨研磨试验

十五、单腿半蹲试验

患者以患侧下肢负重下蹲（图 3-67）。如髌股关节疼痛，即为单腿半蹲试验阳性，提示髌骨软化症。

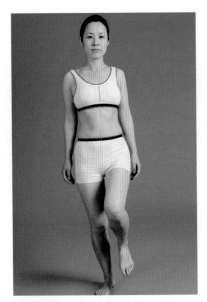

图 3-67 单腿半蹲试验

十六、浮髌试验

患者平卧，两腿伸直。医生站于健侧，以一手虎口置于患侧膝关节上方，向深层并向下按压；用另一手的拇指或示指、中指按压髌骨（图 3-68）。如髌骨有漂浮感，即为浮髌试验阳性，提示膝关节内有积液。

十七、Zohlen 征

又称髌骨抽动试验。患者仰卧伸膝。医生用拇指、示指从上向下压住髌骨上缘，嘱患者主动收缩股四头肌，使髌骨在股骨上滑动摩擦（图 3-69）。如产生髌股关节疼痛，则为Zohlen 征阳性，提示髌骨软化症、髌股关节退行性改变。若为阴性可排除髌股关节疾病。正常人也可能有疼痛。

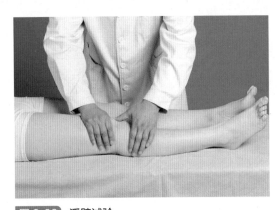

图 3-68 浮髌试验

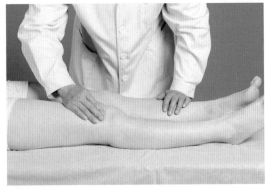

图 3-69 Zohlen 征

第十节　踝和足部专科检查

一、捏小腿三头肌试验

患者取俯卧位，足垂于床沿下。医生捏患者小腿三头肌肌腹（图 3-70）。正常时踝关节会出现跖屈；如无足跖屈动作，则为捏小腿三头肌试验阳性，提示跟腱断裂。

二、前足横向挤压试验

医生对患者前足自两侧横向加压（图 3-71）。如产生疼痛，提示跖骨骨折，跖间肌损伤。如有放射性痛，同时足趾麻木，提示 Morton 病（位于两跖骨头之间的趾底总神经被卡压所引起的临床症状和体征）。

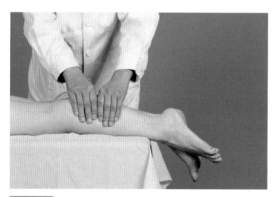

图 3-70　捏小腿三头肌试验

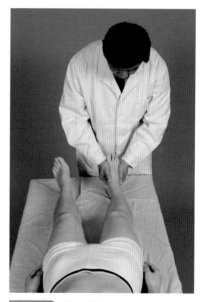

图 3-71　前足横向挤压试验

第四章

影像学检查

第一节　颈椎影像检查

一、X 线片

1. 读片要点

（1）正位片（图4-1）：主要观察颈椎的数量；颈椎是否正直；颈椎的钩椎关节；棘突情况；颈椎的位置，是否有沿纵轴、矢状轴上的旋转；第7颈椎上肋骨横突；是否有颈肋；增生情况；是否有骨质疏松；是否有骨质破坏。

（2）侧位片（图4-2）：主要观察颈椎数量、是否有融椎；弧弦距——椎体后缘（弧）与枢椎齿状突后缘到C7椎体后下缘连线（弦）的距离，正常时应为 7~17mm；第4颈椎应为生理前曲的最高点；颈椎曲度是否连续，是否有滑脱；是否有沿额状轴上的旋转；椎间隙——其高度应为邻近椎体高度的 1/4~1/2；椎管的前后径；椎间关节的角度——C2~C7的椎间关节面呈前上后下，为 40°~45°；前纵韧带、后纵韧带是否有钙化；项韧带是否有钙化；椎体前后缘、椎间关节增生情况；是否有骨质疏松；棘突、椎体是否有骨折；椎体、

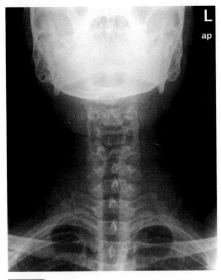

图 4-1　颈椎正位片

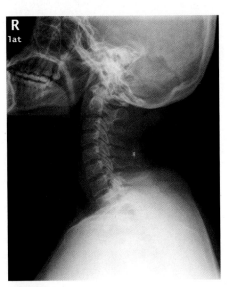

图 4-2　颈椎侧位片

椎间盘是否有破坏。寰枕线与齿轴线的夹角为 70°~80°。寰齿关节间距离为寰椎前弓后缘最下一点与之相对的齿状突前缘的点之间的距离为 0.7~3mm，多数人为 1~2mm，成人超过 3mm，儿童超过 4mm 为异常。

（3）斜位片（图 4-3）：主要观察椎间孔的形状、大小，以及两侧椎间孔是否对称；钩椎关节、椎间关节增生的情况。左后斜位片检查的为右椎间孔。椎间孔纵径平均高度为 9.4mm，横径为 5.9mm；C2~C5 之间的椎间孔稍小，C5~C6 最小，C1~C2、C6~C7 椎间孔较大。

（4）屈伸位片（图 4-4）：主要观察颈椎椎体后缘是否连续。

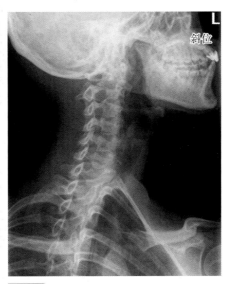

图 4-3　颈椎斜位片

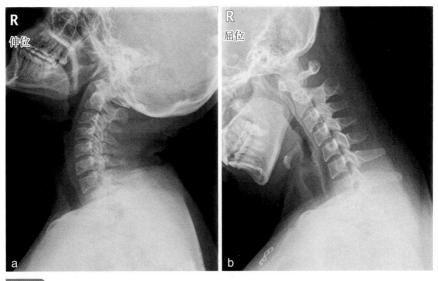

图 4-4　颈椎屈伸位

（5）开口位（图4-5）：主要观察寰轴线与齿轴线是否重合；齿轴线垂直平分寰底线；寰椎侧块与齿状突之间的距离是否一致；寰椎、枢椎与枕骨之间的关系；齿状突是否有骨折。

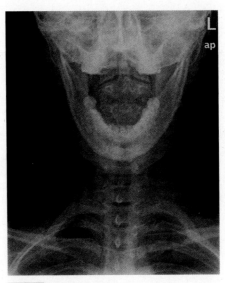

图 4-5　颈椎开口位

2. 异常影像

（1）正位片可见钩椎关节变尖（图4-6）、颈椎侧凸。

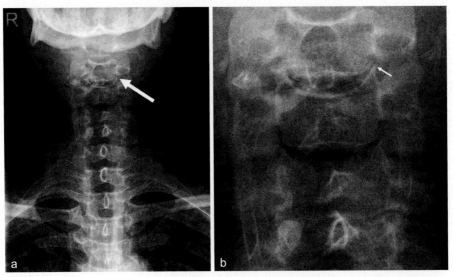

图 4-6　钩椎关节变尖。（a）曲度变直、骨质增生、椎间隙变窄；（b）项韧带钙化

（2）侧位片可见生理曲度变直，椎体前后缘骨质增生，椎间隙变窄，韧带钙化（图4-7）。韧带钙化多见于C5~C6，呈长圆形，前纵韧带钙化，棘上和棘间韧带钙化，韧带钙化提示相应节段的病变较重。生理曲度反弓（图4-8）；椎体向后滑脱（图4-9）。

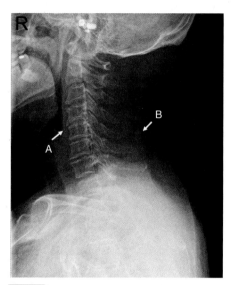

图 4-7　颈椎退行性变侧位片

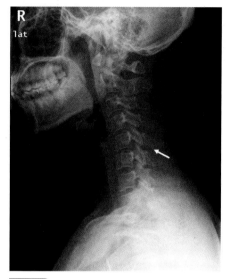

图 4-8　颈椎生理曲度反弓

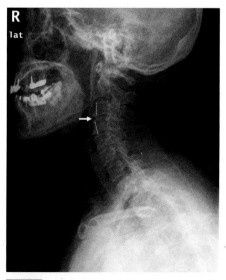

图 4-9　颈椎椎体滑脱

（3）斜位片可见颈椎间孔变窄（图 4-10）。

（4）开口位可见寰枢椎间隙不对称（图 4-11）。

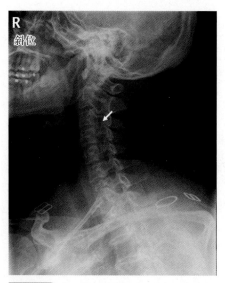

图 4-10　颈椎间孔变窄

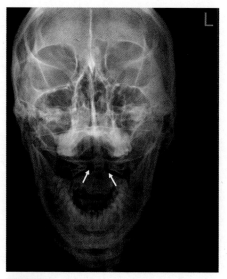

图 4-11　寰枢椎间隙不对称

二、CT

1. 读片要点

（1）矢状位：主要观察颈椎生理曲度；椎体形态；有无骨质增生；椎间隙（图 4-12）。

（2）横切位：主要观察椎间盘有无膨出或突出；有无硬脊膜囊受压；椎管前后径有无狭窄；黄韧带有无增厚；诸椎体周边有无增生；椎旁有无异常软组织影（图 4-13）。

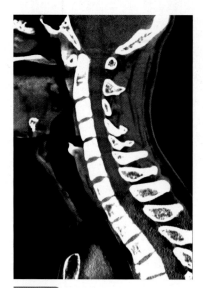

图 4-12　矢状位

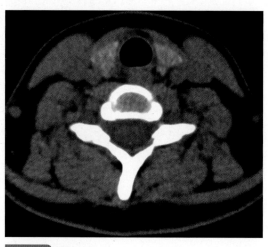

图 4-13　横切位

2.异常影像 可见椎体前后缘骨质增生（图 4-14）；颈椎曲度变直，骨桥形成，椎管狭窄，椎间隙变窄（图 4-15）；黄韧带增厚致椎管狭窄（图 4-16）；颈椎间盘膨出与突出（图 4-17）；寰枢椎间隙不对称（图 4-18）。

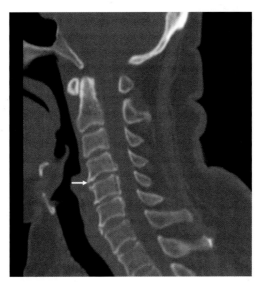

图 4-14 骨质增生

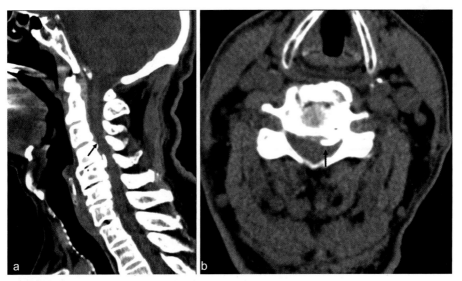

图 4-15 颈椎退行性变。（a）矢状位；（b）横切位

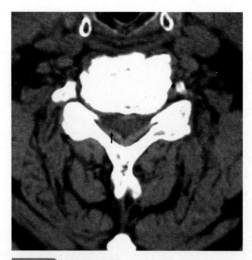

图 4-16　黄韧带增厚

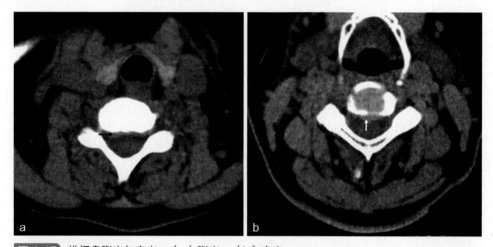

图 4-17　椎间盘膨出与突出。（a）膨出；（b）突出

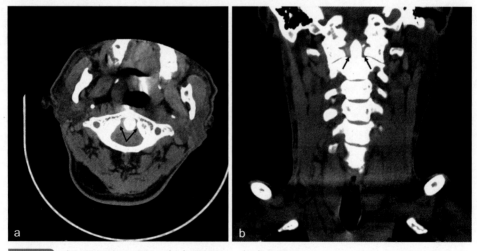

图 4-18　寰枢椎间隙不对称。（a）横切位；（b）正位片

三、MRI

1. 读片要点

（1）矢状位（图 4-19）：主要观察颈椎生理曲度；椎体形态及信号；椎间隙；椎间盘信号 T1WI 呈等信号；T2WI 呈高信号；椎管通畅有无梗阻；蛛网膜下隙有无受压；黄韧带有无增厚；脊髓信号及形态有无增粗或变细；脊髓信号及形态正常，无增粗或变细。

（2）横切位（图 4-20）：主要观察有无椎管狭窄；椎间盘有无膨出或突出；硬膜囊有无受压；脊髓形态及信号是否正常；黄韧带是否增厚。

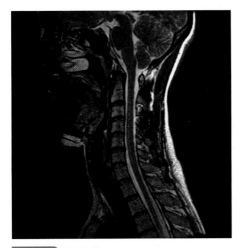

图 4-19　矢状位

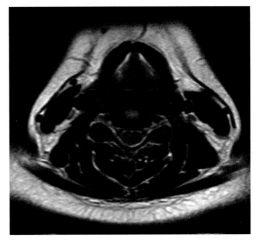

图 4-20　横切位

2. 异常影像

（1）矢状面：可见颈椎生理曲度变直，T2WI 示多椎体信号减低，骨转移瘤（图 4-21），许莫氏结节（图 4-22）。

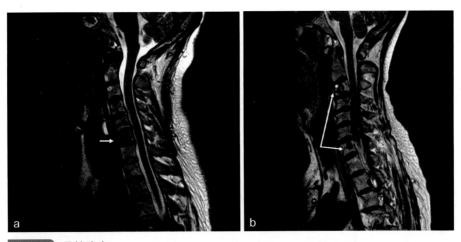

图 4-21　骨转移瘤

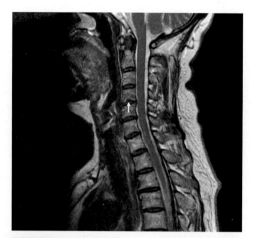

图 4-22　许莫氏结节

（2）横断面：可见黄韧带增厚（图 4-23），椎间盘后缘局限性膨出（图 4-24），椎管狭窄（图 4-25）。

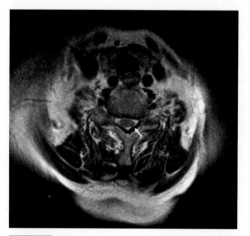

图 4-23　黄韧带增厚

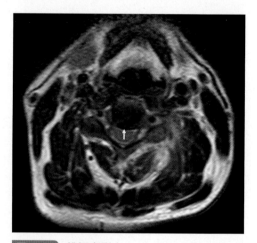

图 4-24　椎间盘膨出

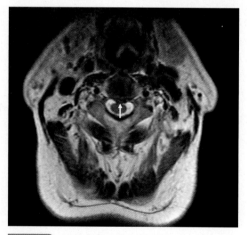

图 4-25　椎间盘突出合并椎管狭窄

第二节　胸椎影像检查

一、X 线片

1. 读片要点

（1）正位片（图 4-26）：主要观察胸椎数量和胸椎是否正直（侧凸时 Cobb 法标记出弯曲上下端椎骨，分别做上端椎体上缘终板及下端椎体下缘终板的平行线，再向相对方向做两终板线的垂线，测量垂线的交角）；胸椎是否有旋转，以凸侧椎弓根为标准，将脊椎旋转程度分 5 级。在正位片上，将椎体纵分为 6 等份，自凸侧至凹侧为 1~6 段。0 级为无旋转，椎弓根呈卵圆形或圆形，两侧对称，并位于第 1 段。Ⅰ 级，凸侧椎弓根两侧缘稍变平，轻度内移，但仍在第 1 段；凹侧椎弓根向外移位，外缘影像渐消失。Ⅱ 级，凸侧椎弓根影像移至第 2 段，凹侧椎弓根基本消失。Ⅲ 级，凸侧椎弓根影像移至椎体中线或在第 3 段。Ⅳ 级，凸侧椎弓根越过中线至第 4 段，位于椎体的凹侧（Nash.C.L 法）；与肋骨的关系；是否有骨折、骨质破坏。

（2）侧位片（图 4-27）：主要观察是否有骨折、骨质破坏；胸椎曲度。其测量方法为，经 T1 上缘和 T12 下缘终板分别做终板平行线，再向相对方向做终板平行线的垂线，两垂线上方交角为胸椎后曲角度。30~39 岁平均角度为 28°（10°~48°），40~49 岁平均角度为 30°~33°（21°~50°）。角度随年龄逐渐增大，老年女性后曲角度较明显。骨质疏松、青年性驼背、先天性畸形、肌肉麻痹等后曲角度增大。胸椎后曲消失（直背综合征）可能影响

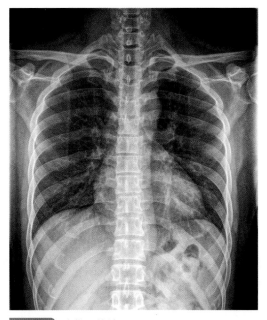

图 4-26　胸椎正位片

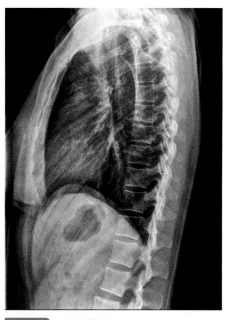

图 4-27　胸椎侧位片

心脏功能。

2. 异常影像

（1）正位片：可见胸椎侧弯（图 4-28）。脊柱侧弯可测量 Cobb 角，即首先标记出侧弯中向脊柱侧弯凹侧倾斜度最大的上下端椎，然后在上端椎的椎体上缘画一横线，同样在下端椎椎体的下缘画一横线。对此两横线各做一垂直线，该二垂直线的交角就是 Cobb 角，若 Cobb 角 <25°，无须手术治疗；若 25° <Cobb 角 <50°，建议支具治疗。

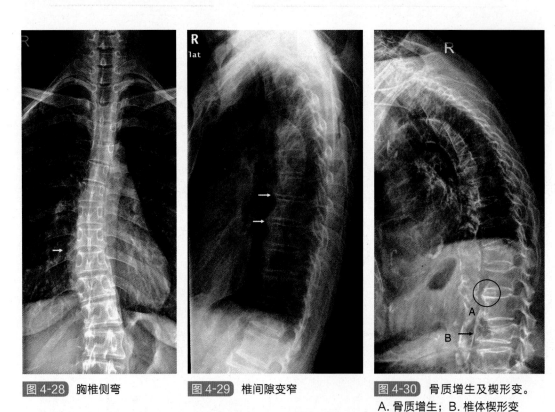

图 4-28 胸椎侧弯　　图 4-29 椎间隙变窄　　图 4-30 骨质增生及楔形变。A. 骨质增生；B. 椎体楔形变

（2）侧位片：可见椎间隙变窄（图 4-29）；骨质增生，椎体楔形变（图 4-30）。

二、CT

1. 读片要点

（1）横切位：主要观察有无椎间盘膨出或突出；有无黄韧带增厚；有无椎管狭窄（图 4-31）。

（2）侧位片：主要观察胸椎曲度；椎间隙；有无骨质增生；有无楔形变；有无胸椎间盘突出。

2. 异常影像　可见椎体前缘骨质增生、楔形变，椎间隙变窄，胸椎角状后凸（图 4-32）；椎体压缩骨折（图 4-33）；胸椎间盘突出、椎管狭窄（图 4-34）。

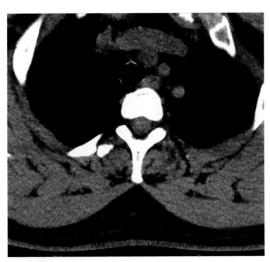

图 4-31　横切位

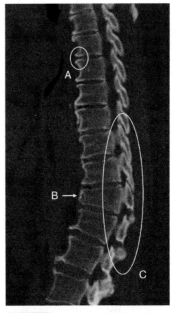

图 4-32　骨质增生及椎体楔形变。A. 骨质增生；B. 椎体楔形变；C. 角状后凸

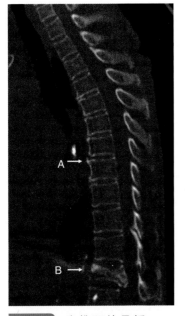

图 4-33　胸椎压缩骨折。A. 骨质增生；B. 压缩骨折

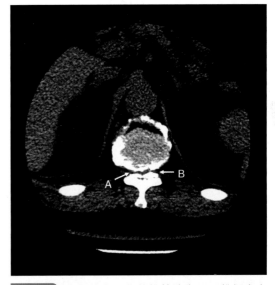

图 4-34　胸椎间盘突出伴椎管狭窄。A. 椎间盘突出；B. 椎管狭窄

三、MRI

1. 读片要点

（1）矢状面：主要观察胸椎生理曲度；椎间隙；椎间盘信号；椎体有无压缩骨折及肿瘤；椎管通畅与否；脊髓信号及形态（图 4-35）。

（2）横切位：主要观察有无椎管狭窄；椎间盘有无膨出或突出；硬膜囊有无受压；脊髓形态及信号（图 4-36）。

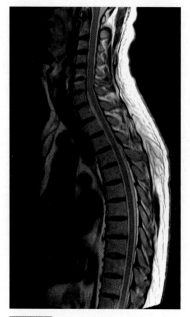

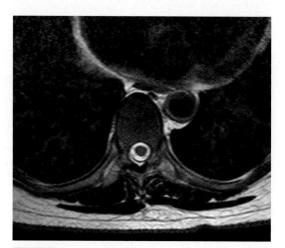

图 4-35　胸椎矢状位　　　　　图 4-36　胸椎横切位

2. **异常影像**　矢状位可见胸椎压缩骨折（图 4-37）及骨肿瘤（图 4-38）；横切位可见椎间盘膨出（图 4-39）及椎间盘突出（图 4-40）。

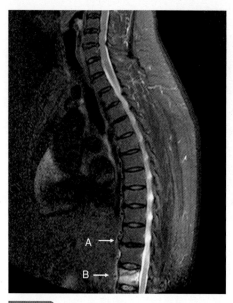

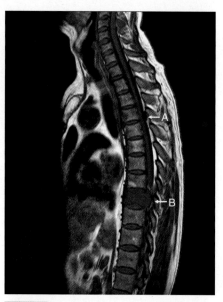

图 4-37　胸椎压缩骨折。A. 骨质增生；
B. 压缩骨折

图 4-38　胸椎骨肿瘤。A. 硬膜囊受压；
B. 胸椎骨肿瘤

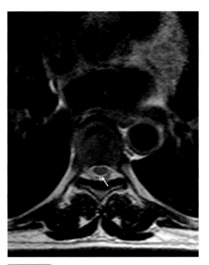

图 4-39 胸椎间盘膨出

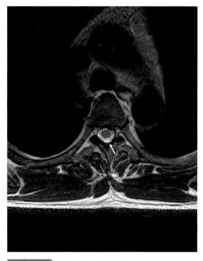

图 4-40 胸椎间盘突出

第三节　腰椎影像检查

一、X 线片

1. 读片要点

（1）正位片（图 4-41）：主要观察腰椎的数量；腰椎是否正直；髂嵴连线是否通过 L4~L5 间隙；棘突的位置；横突情况；是否有隐性脊柱裂；腰椎椎间关节的关节面两侧是否对称；L5 横突与髂骨的关系；椎弓根的影像是否清晰；是否有骨质的破坏；腰大肌的影像；腰椎畸形。

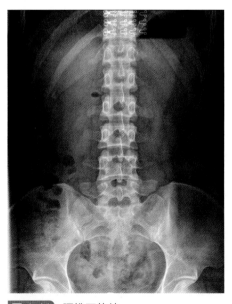

图 4-41 腰椎正位片

（2）侧位片（图 4-42）：主要观察腰椎的数量；腰椎曲度是否连续；弧弦距，椎体后缘（弧）至 T12 椎体后下缘与 S1 后上缘的连线（弦）之间的距离。正常时应为 18~25mm。通过 T12 后下缘的身体纵轴线，应位于 S1 后上方 25mm 以内；腰椎椎间隙：L4~L5 间隙最宽，其前部可达 15mm，但 L5~S1 间隙一般不到 5mm；腰椎指数，L3 中心高度和前缘高度，它们的比值平均为 81%，低于 81% 表示骨质疏松；腰椎增生情况；腰椎重力线：L3 对角线的交点为椎体中心。自中心做垂线（平行身体纵轴），应通过 S1 前缘或不超过 10mm。此值增大表示腰椎不稳；腰骶角，S1 上缘平面与水平线所成之角，正常应小于 34°（Ferguson 法）；L5 与 S1 两椎体轴线之间的交角，正常为 143°，角度增大表示腰椎不稳；L5 与 S1 前缘连线的交角，称岬角，正常为 129°；椎间盘、椎体是否有破坏；椎体是否有压缩骨折；棘突之间的距离，棘突间距离应在 3cm 以上；是否有许莫氏结节。

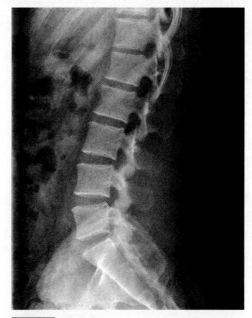

图 4-42　腰椎侧位片

（3）斜位片（图 4-43）：主要观察椎间孔形态、大小是否正常；上下关节突、椎弓根、腰椎峡部（上下关节突之间）是否连续。腰椎右后斜位查右侧腰椎峡部。

（4）屈伸位片（图 4-44）：主要观察有无腰椎不稳，屈伸位用以显示运动状态下病变处情况，适于脊柱有不稳定的腰背痛患者。移位率过屈时 > 6%，过伸时 > 9% 提示腰椎不稳。移位率，RO（AO）/W × 100%；W，表示上一椎体矢状径；RO，表示椎体后移；AO，表示椎体前移。

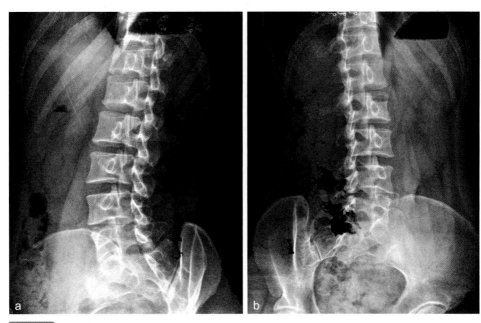

图 4-43 腰椎斜位

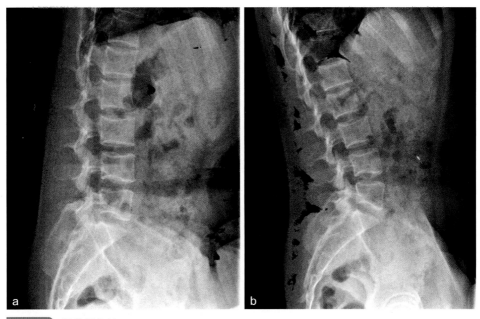

图 4-44 腰椎屈伸位

2. 异常影像 正位片可见腰椎侧弯（图 4-45）、脊柱裂（图 4-46）；侧位片可见腰椎椎体前后缘骨质增生，椎间隙变窄。腰椎滑脱（图 4-47），滑脱度是将下一个椎体分为 4 份，上位椎体向前移动一份为 I°，不足一份为 I⁻，稍多于一份为 I⁺，依此类推。L1 椎体楔形变（图 4-48），腰椎骶化（图 4-49）；斜位片观察 L5 峡部裂（图 4-50），L4、L5 最为常见。

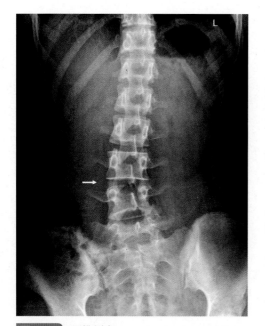

图 4-45 腰椎侧弯

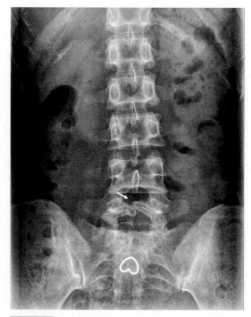

图 4-46 脊柱裂

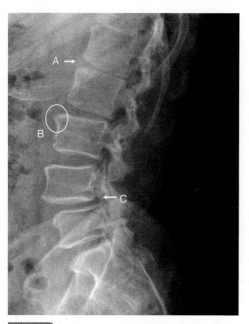

图 4-47 腰椎退行性变与滑脱。A. 椎间隙变窄；B. 骨质增生；C. 腰椎滑脱

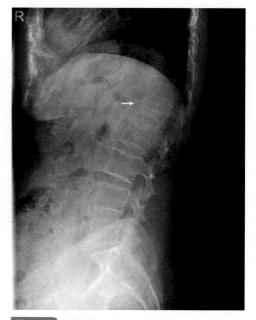

图 4-48 腰椎楔形变

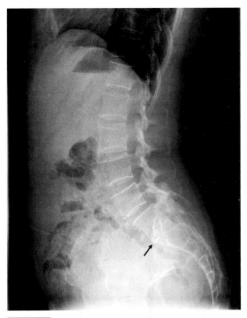
图 4-49 腰椎骶化

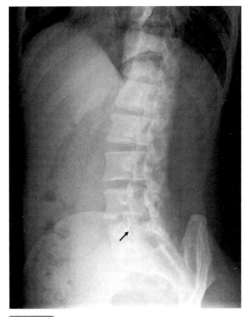
图 4-50 腰椎峡部裂

二、CT

1. 读片要点 横切位可见椎间盘是否有膨出或突出；硬脊膜囊有无受压；椎管前后径有无狭窄；黄韧带是否增厚（正常厚度为 2~4mm，超过 5mm 为肥厚）；椎体周边有无增生；椎旁有无异常软组织影（图 4-51）。

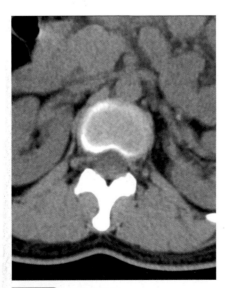
图 4-51 腰椎横切位

2. 异常影像

（1）矢状位：可见椎体前后缘骨质增生；椎间隙变窄；椎体向前 1° 滑脱（图 4-52）；腰椎体压缩骨折（图 4-53）；腰椎骨转移瘤（图 4-54）。

（2）横切位：可见腰椎间盘膨出（图 4-55）、腰椎间盘突出（图 4-56）；黄韧带增厚并椎管狭窄（图 4-57）；腰椎侧隐窝狭窄（图 4-58）。

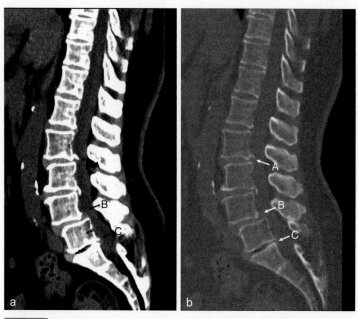

图 4-52 腰椎退行性变与滑脱。A. 腰椎骨质增生；B. 腰椎滑脱；C. 椎间隙变窄

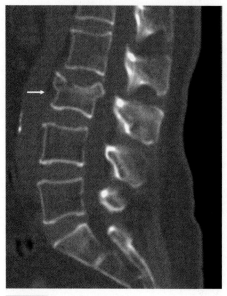

图 4-53 腰椎压缩骨折

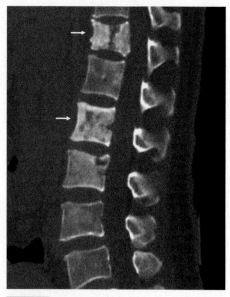

图 4-54 腰椎骨转移瘤

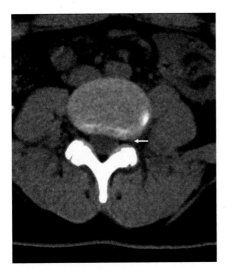

图 4-55　腰椎间盘膨出

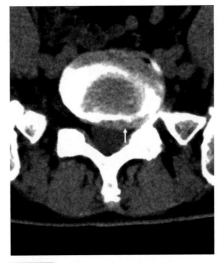

图 4-56　腰椎间盘突出

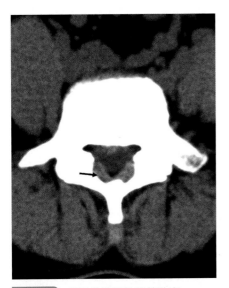

图 4-57　黄韧带增厚并椎管狭窄

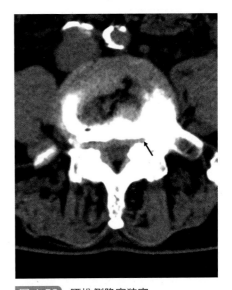

图 4-58　腰椎侧隐窝狭窄

三、MRI

1. 读片要点

（1）矢状位：主要观察腰椎生理曲度；椎体形态及信号；椎间隙；椎间盘有无退行性变、膨出、突出、脱出；椎管及蛛网膜下隙有无受压；黄韧带厚度。脊髓信号及形态正常（图4-59）。

（2）横切位：主要观察椎管；椎间盘有无退行性变、膨出或突出；硬膜囊有无受压；脊髓形态及信号；黄韧带厚度（图4-60）。

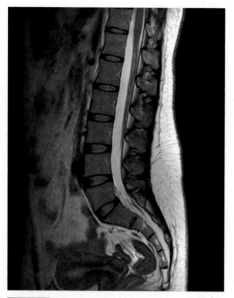 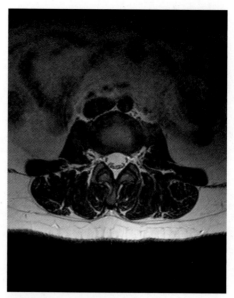

图 4-59　腰椎矢状位　　　　　　图 4-60　腰椎横切位

2. 异常影像

（1）矢状位：主要观察腰椎曲度变直；椎体前后缘骨质增生；椎间隙变窄；椎体不稳；椎间盘突出；椎体楔形变；终板炎；马尾迂曲（图 4-61）；L4 向前 I° 滑脱（图 4-62）；L1 稍变扁，若在 T2 像 L1 可见片状长 T1 长 T2 信号影，压脂像 L1 呈条片状高信号影，并见条形低信号影，提示 L1 压缩骨折；L1~L4 后方对应软组织呈条片状高信号影，提示 L1~L4 后方对应软组织发生筋膜炎（图 4-63）；腰椎骨转移瘤（图 4-64）。

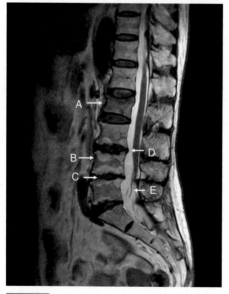 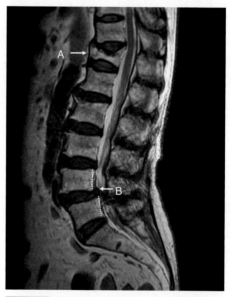

图 4-61　腰椎退行性变、终板炎等。A. L2楔形变; B.终板炎; C.椎间隙变窄; D.突出; E.马尾迂曲

图 4-62　腰椎滑脱，胸椎椎体压缩骨折。A. T12 压缩骨折; B.椎体滑脱

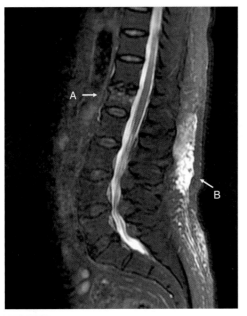

图 4-63　椎体压缩骨折和筋膜炎。A. L1 椎体压缩骨折；B. 筋膜炎

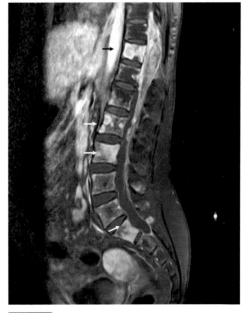

图 4-64　腰椎骨转移瘤

（2）横切位：主要观察腰椎间盘膨出（图 4-65）、突出（图 4-66）；黄韧带增厚合并椎管狭窄（图 4-67）；侧隐窝狭窄（图 4-68）。

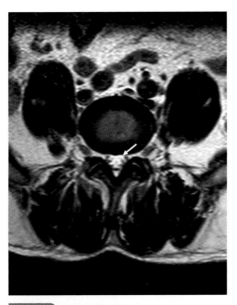

图 4-65　腰椎间盘膨出

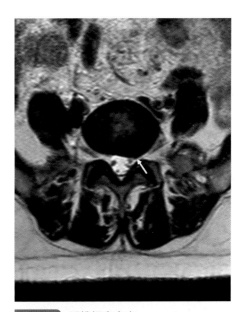

图 4-66　腰椎间盘突出

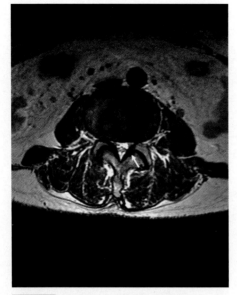 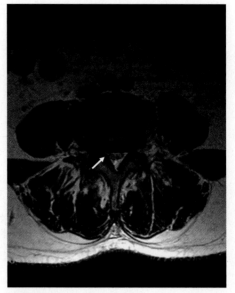

图 4-67 黄韧带增厚合并椎管狭窄　　图 4-68 腰椎侧隐窝狭窄

第四节　骨盆影像检查

一、X 线片

1. 读片要点

（1）正位片（图 4-69）：主要观察骶骨、尾骨和髂骨是否有骨折；骶孔数量；腰骶关节的关系；有无移行椎；双侧骶髂关节间隙，骶髂关节有无骨质增生；耻骨有无分离，正常间隙 4~5mm，一般不超过 10mm；有无骨质破坏。

（2）侧位片（图 4-70）：主要观察骶尾关节面；骶尾后曲弧线（女性生理性后凸角度较大）；有无骨折及脱位。

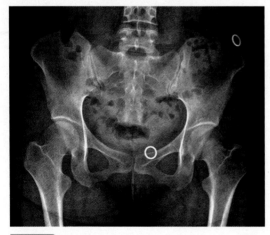 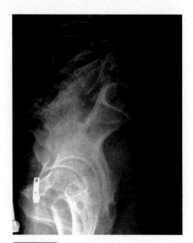

图 4-69 骶髂正位片　　　　图 4-70 骶尾侧位片

2. 异常影像

（1）正位片：可见双侧骶髂关节面骨质增生，耻骨联合分离（图 4-71）。

（2）侧位片：可见骶骨骨折及尾骨半脱位（图 4-72）；尾骨骨折（图 4-73）。

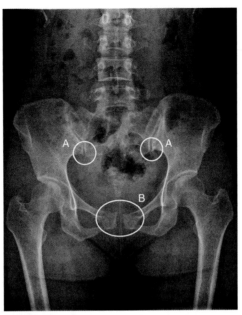

图 4-71　骶髂骨质增生及耻骨联合分离。A. 骶髂骨质增生；B. 耻骨联合分离

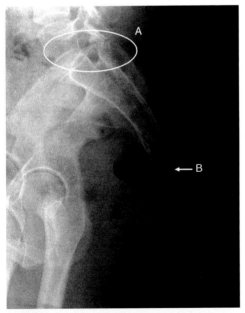

图 4-72　骶骨骨折合并尾骨半脱位。A. 骶骨骨折；B. 尾骨半脱位

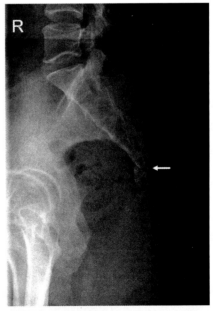

图 4-73　尾骨骨折

二、CT

1.读片要点 主要观察骶髂关节间隙是否整齐清晰；关节面及骨质有无破坏（图 4-74）。

2.异常影像 骶髂关节炎可见骶髂关节间隙变窄，骨质增生、硬化（图 4-75）；强直性脊柱炎可见脊柱椎间盘纤维化，以及骶髂关节粘连及其附近韧带钙化和骨性强直（图 4-76），尾骨出现骨折（图 4-77）。

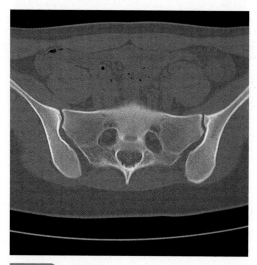

图 4-74 正常骶髂

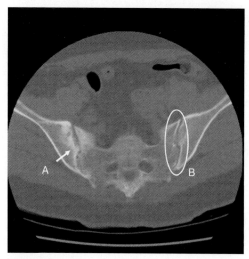

图 4-75 骶髂关节退行性变。A.骶骨骨质增生、硬化；B.骶髂关节间隙变窄

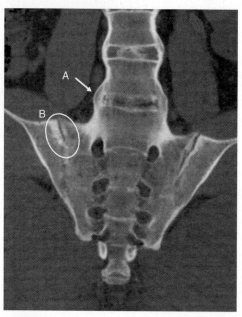

图 4-76 强直性脊柱炎。A.椎间盘纤维化；B.骶髂关节粘连

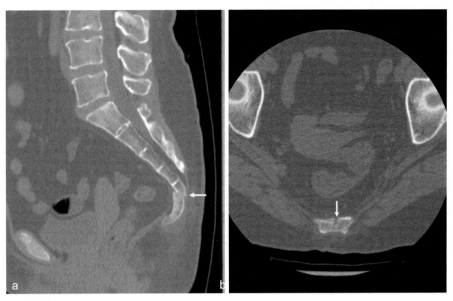

图 4-77　尾骨骨折

三、MRI

1. **读片要点**　主要观察骶髂关节间隙是否整齐清晰；骨髓内有无异常信号；有无骨髓水肿；有无骨质破坏（图 4-78 和图 4-79）。

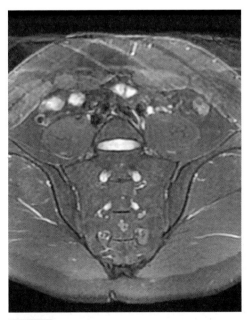

图 4-78　冠状位

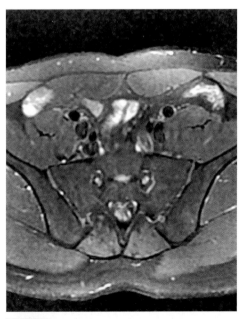

图 4-79　轴状位

2. 异常影像　可见骶髂关节间隙变窄，关节面不光滑，骨质增生（图 4-80）；骶骨骨髓水肿（图 4-81）。

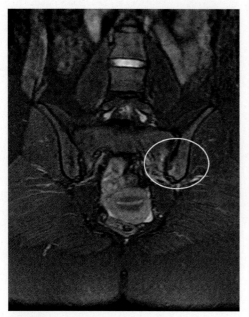

图 4-80　骶髂关节炎及骨质增生

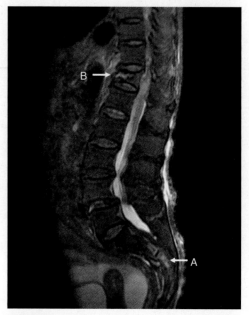

图 4-81　骶骨骨髓水肿。A. 骶骨骨髓水肿；B. 胸 12 楔形变

第五节　肩关节影像检查

一、X 线片

1. 读片要点

（1）正位片（图 4-82）：主要观察是否有骨折、骨质破坏；盂肱关节、肩锁关节对位情况；肱骨头与关节盂影像重叠成梭形；肩关节间隙关节盂前缘与肱骨头边缘间的距离，上中下三部分的平均值为 4~6mm，骨关节病间隙减小，肩关节后脱位时间隙增宽；肩锁关节间隙平均值为 2~5mm，怀疑肩锁关节间隙增宽，应拍两侧持重立位像。若关节间隙增宽，但无对位不良则为关节内损伤；肩峰与肱骨头间距离平均值为 7~11mm；肱骨头干角平均为 50°~70°。

（2）穿胸位片（图 4-83）：主要观察有无骨折；当有肱骨外科颈骨折时有无向前、向后成角；关节对位是否正常。

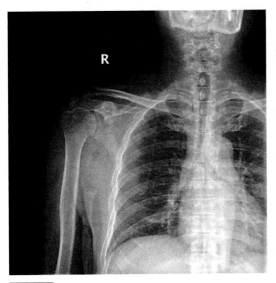

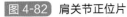
图 4-82 肩关节正位片

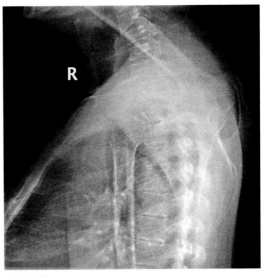
图 4-83 肩关节穿胸位

2. 异常影像

（1）肌腱钙化：在肱骨大结节附近可见不同类型的钙化阴影，常见的有如下几种类型。

①绒毛型：边缘粗糙不齐，好似卷曲的绒毛，密度深浅不均，沿冈上肌腱长轴分布。

②长条型：边缘整齐，密度高，沿肌腱长轴分布（图 4-84）。

③球块型：边缘整齐，呈圆形或椭圆形，密度高，多分布在冈上肌腱附着部。

（2）肩关节脱位：肩关节脱位按肱骨头的位置分为前脱位和后脱位。因脱位后肱骨头所在位置又分为肩胛盂下脱位（图 4-85）、喙突下脱位、锁骨下脱位及胸内脱位。

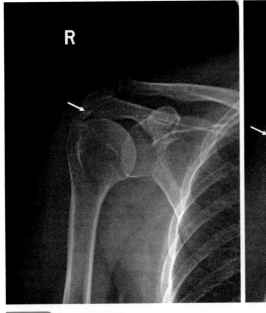
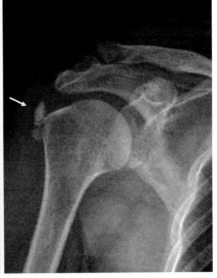
图 4-84 冈上肌腱钙化

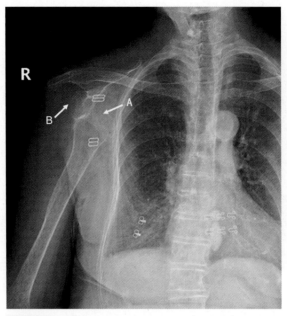

图 4-85 肩关节脱位（盂下型）。A. 肱骨头；B. 关节盂

二、CT

1. 读片要点(图 4-86 和图 4-87) 主要观察肩关节结构、肱骨头、肱骨大小结节、关节盂、肩峰、锁骨骨质；关节囊周围软组织有无肿胀；肌肉脂肪界限是否清楚。

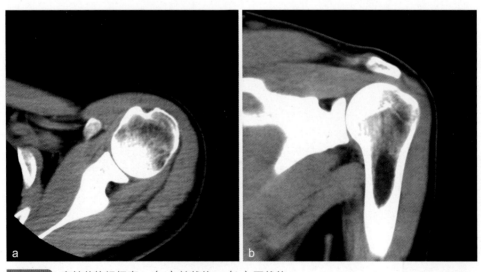

图 4-86 肩关节软组织窗。（a）轴状位；（b）冠状位

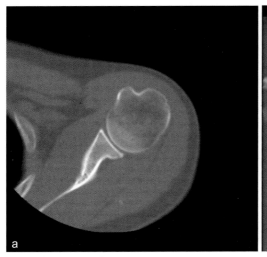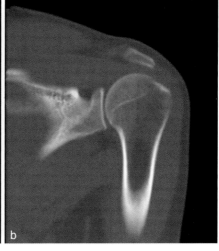

图 4-87 肩关节骨窗。（a）轴状位；（b）冠状位

2. 异常影像

（1）肩关节脱位（图 4-88）：肩关节前脱位时，暴力连同强烈的肌肉收缩，肱骨头后外侧的软骨与关节盂前下方厚实的密质骨撞击、挤压，可在肱骨头的后外侧上部、肱骨大结节的后方和内侧造成一个楔形缺损，称为 Hill-Sachs 损伤（图 4-89）。

（2）肩锁关节脱位（图 4-90）：可见锁骨肩峰端移位、高出肩峰，出现阶梯状畸形，X线检查可见肩峰不同程度的移位和喙锁间隙加宽。CT 检查可更准确地反映肩锁关节情况，尤其对于锁骨、喙突、肩峰及其周围骨折诊断具有重要意义。

（3）肱骨大结节骨折：分为 4 种类型，即无移位大结节骨折（图 4-91）、有移位大结节撕脱骨折、肩关节前脱位合并大结节骨折、肱骨外科颈骨折合并大结节骨折。

（4）肩关节占位（图 4-92）：骨窗可见肱骨头骨质破坏，边缘呈虫噬样改变，肱骨头结构失常。

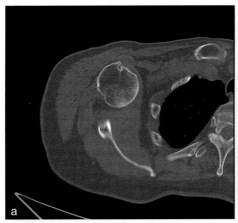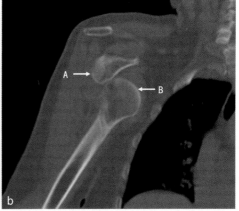

图 4-88 肩关节前脱位。（a）轴状位；（b）冠状位。A. 关节盂；B. 肱骨头

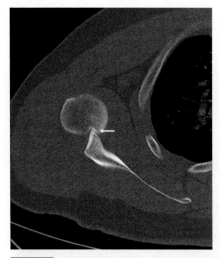

图 4-89 肩关节前脱位伴 Hill-Sachs 损伤

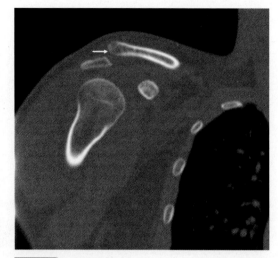

图 4-90 肩锁关节脱位

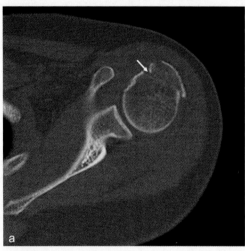

图 4-91 肱骨大结节骨折。（a）轴状位；（b）三维重建

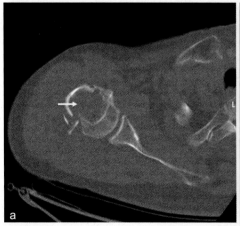

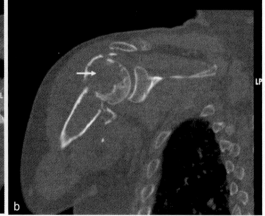

图 4-92 肩关节占位。（a）轴状位；（b）冠状位

三、MRI

1. 读片要点（图 4-93 至图 4-95） 主要观察肩袖肌群、喙肱韧带、喙肩韧带、盂肱韧带、盂唇、盂肱关节囊、肩锁关节囊等软组织情况，以及肩胛骨、锁骨、肱骨头的骨质情况。

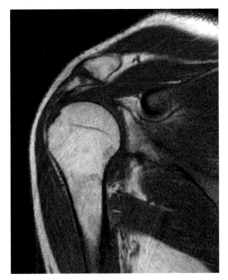

图 4-93 肩关节冠状位

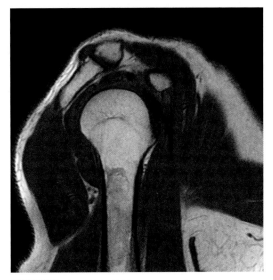

图 4-94 肩关节矢状位

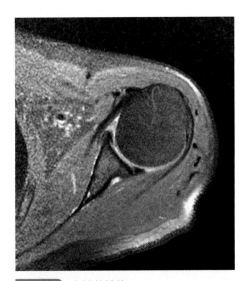

图 4-95 肩关节轴位

2. 异常影像

（1）关节腔积液：盂肱关节（图 4-96）或肩锁关节（图 4-97）损伤时，常可出现关节腔内关节液增多，关节液聚积在关节腔内，在 T1WI 上表现为低信号，T2WI 压脂像上表现为高信号。

（2）肩关节退行性变：可见关节间隙不对称性狭窄、关节面下骨硬化和变形、关节边缘骨赘形成、关节面下囊性变（图 4-98）和关节腔游离体等。

（3）肩袖损伤：肩袖是覆盖于肩关节前、上、后方之肩胛下肌、冈上肌、冈下肌、小圆肌等肌腱组织的总称，位于肩峰和三角肌下方，与关节囊紧密相连。肩袖的功能是上臂外展过程中使肱骨头向关节盂方向拉近，维持肱骨头与关节盂的正常支点关节。肩袖损伤将减弱甚至丧失这一功能，严重影响上肢外展功能。临床最常见的肩袖损伤为冈上肌肌腱损伤（图 4-99）。

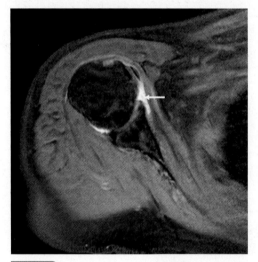

图 4-96　盂肱关节腔积液（压脂像）

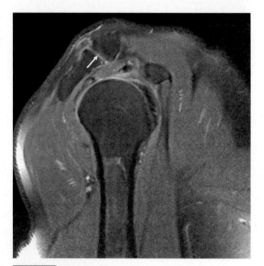

图 4-97　肩锁关节腔积液（压脂像）

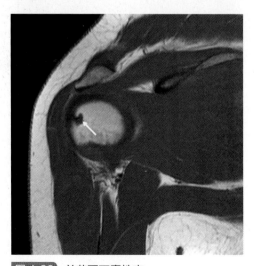

图 4-98　关节面下囊性变

（4）钙化性肌腱炎：钙化灶在核磁各序列均为低信号（图4-100）。

（5）软组织占位（图4-101）：MRI是检查软组织占位的首选，增强扫描有助于判断软组织占位的性质。

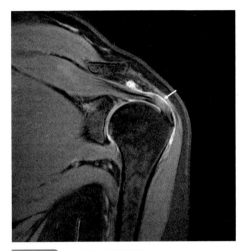

图 4-99 冈上肌肌腱损伤

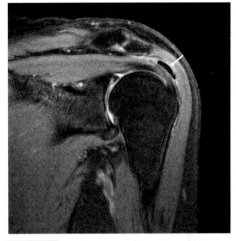

图 4-100 冈上肌钙化性肌腱炎

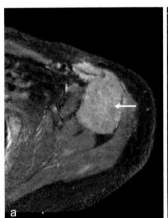
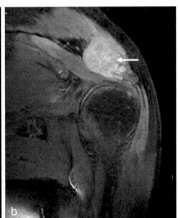
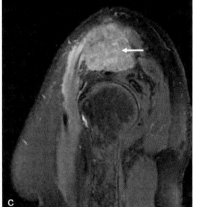

图 4-101 软组织占位。（a）轴状位；（b）冠状位；（c）矢状位

第六节　肘关节影像检查

一、X线片

1.读片要点

（1）正位片（图4-102）：主要观察有无骨折、骨质破坏；肱尺关节、肱桡关节、上尺桡关节对位情况；携带角（肱骨干轴线与尺骨干轴线在下方的夹角）正常时为10°～15°。

（2）侧位片（图 4-103）：主要观察有无骨折、骨质破坏；肱尺关节、肱桡关节关节对位情况；肱骨髁前倾角：肱骨干轴线与肱骨髁轴线在下方的夹角，正常时为 30°~50°。

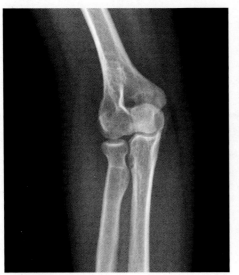 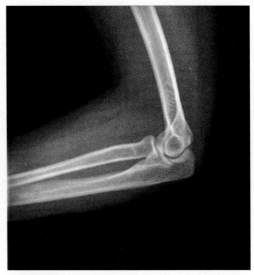

图 4-102 肘关节正位片   图 4-103 肘关节侧位片

2. 异常影像

肘关节退行性变（图 4-104）：可见各骨关节缘唇状骨质增生影；关节不光整，骨质增生硬化；关节间隙狭窄；周围软组织钙化影。

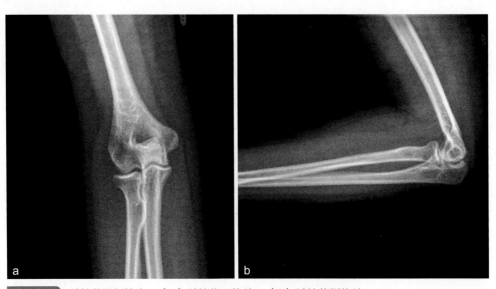

图 4-104 肘关节退行性变。（a）肘关节正位片；（b）肘关节侧位片

二、CT

1. **读片要点**（图 4-105）　主要观察肘关节正常解剖结构是否存在；肱骨内、外侧髁，肱骨滑车，肱骨小头，桡骨头，尺骨鹰嘴，肘关节面构成骨骨质正常；关节囊周围软组织有无肿胀；肌肉间脂肪界限是否清晰。

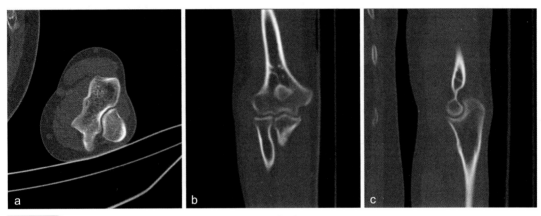

图 4-105　肘部CT。（a）轴状位；（b）冠状位；（c）矢状位

2. **异常影像**　肘部骨折、脱位，如桡骨头骨折（图 4-106）；肱骨髁部粉碎性骨折（图 4-107），断端错位（图 4-108）、重叠移位。关节囊周围软组织肿胀。三维重建可更清晰展现骨折块的立体形态及表面骨折线的位置、类型、走向、形状、尺寸范围和骨折移位、脱位的情况（图 4-109）。

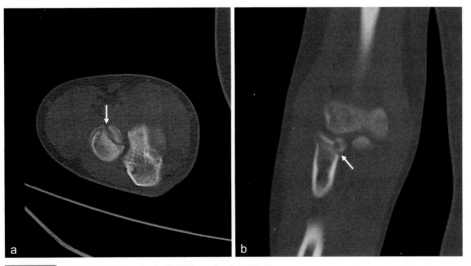

图 4-106　桡骨头骨折。（a）轴状位；（b）冠状位

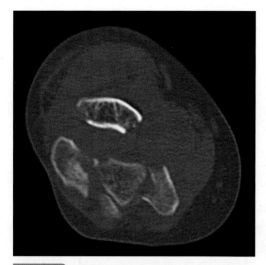

图 4-107　肱骨髁部粉碎性骨折

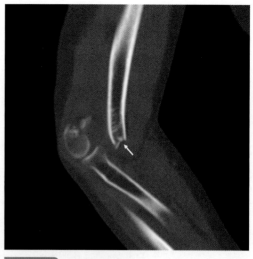

图 4-108　骨折断端错位

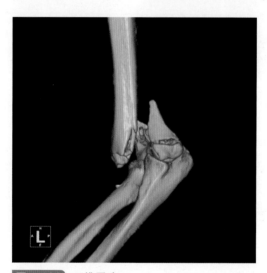

图 4-109　三维重建

三、MRI

1.**读片要点**　主要观察肘关节冠状面及矢状面扫描关节间隙是否正常；有无明显狭窄及增宽；关节面是否光滑；关节腔内有无积液；周围肌肉有无异常。

2.**异常影像**　可见韧带、肌肉、关节囊等肘关节周围软组织形态改变与信号异常；关节腔积液（图 4-110），在 T1WI 上表现为低信号，在 T2WI 压脂像上表现为高信号。

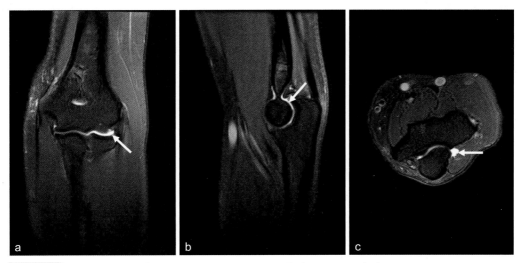

图 4-110 肘关节腔积液（压脂像）。（a）冠状位；（b）矢状位；（c）轴状位

第七节　腕和手部影像检查

一、X 线片

1. 读片要点

（1）正位片（图 4-111）：主要观察有无骨折、骨质破坏；下尺桡关节间隙；下尺桡关节有无脱位。月骨呈不规则四边形，脱位时成三角形，头状骨位置上移。尺倾角（桡骨轴线的垂直线与桡骨关节面切线的夹角）平均值为 20°~25°。腕骨角（舟骨和月骨近侧缘的切线与三角骨和月骨外缘切线之间的夹角）平均值为 131.5°，性腺功能不全时此角减小。

（2）侧位片（图 4-112）：主要观察有无骨折、骨质破坏；月骨有无脱位；下尺桡关节有无脱位；掌倾角（桡腕关节面与水平线的夹角）正常值为 10°~15°。

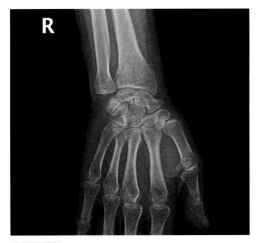

图 4-111 腕关节正位片

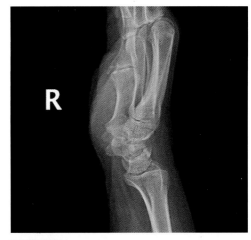

图 4-112 腕关节侧位片

2. **异常影像**　最常见的是桡骨远端骨折、舟骨骨折、掌骨骨折（图 4-113）和指骨骨折；月骨脱位、下尺桡关节分离；掌倾角、尺倾角改变。

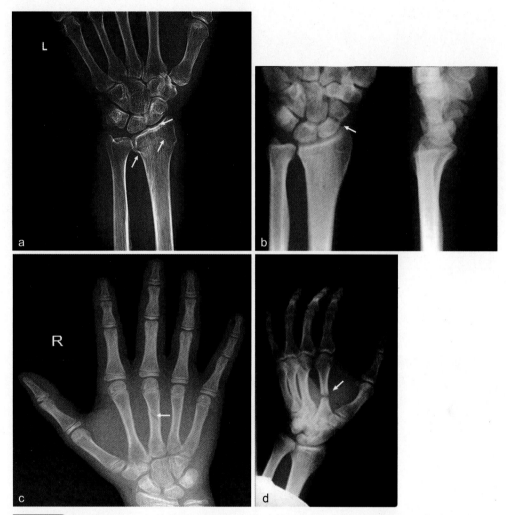

图 4-113　腕手部骨折。（a）桡骨远端骨折；（b）舟骨骨折；（c）掌骨骨折；（d）掌骨骨折

二、CT

1. **读片要点**　主要观察腕关节解剖结构；骨质情况；关节囊周围软组织有无肿胀；肌肉间脂肪界限是否清楚（图 4-114）。

2. **异常影像**

（1）腕关节退行性变（图 4-115）：可见腕关节组成骨骨质疏松、关节面下囊性变。

（2）腕部骨折（图 4-116）：主要观察骨折线的位置、类型、走向、形状、尺寸范围和骨折移位、脱位的情况。

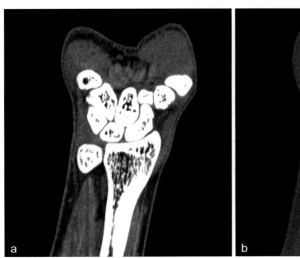
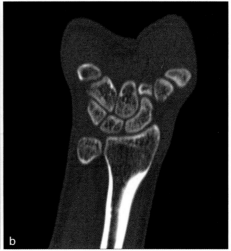

图 4-114　正常腕关节。（a）软组织窗；（b）骨窗

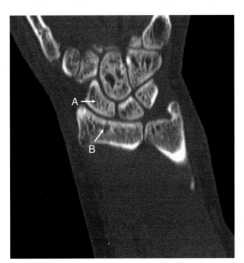

图 4-115　腕关节退行性变。A. 骨质疏松；
B. 关节面下囊性变

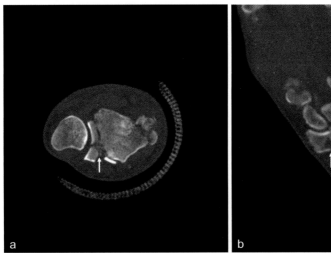
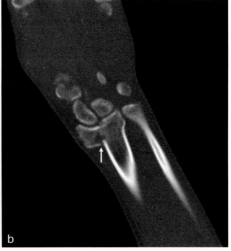

图 4-116　桡骨远端骨折。（a）轴状位；（b）冠状位

三、MRI

1. 读片要点 腕关节冠状位及轴位主要观察骨骼有无损伤（图 4-117）；骨质有无异常；关节间隙；关节面是否光滑；关节软骨信号及形态是否正常；关节腔内有无积液；周围肌肉有无异常。

2. 异常影像

（1）腕关节腔积液（图 4-118）：腕关节损伤时，可出现腕关节腔内关节液增多，关节液聚积在腕关节腔及腕骨间关节腔内，在 T1WI 上表现为低信号，在 T2WI 压脂像上表现为高信号。

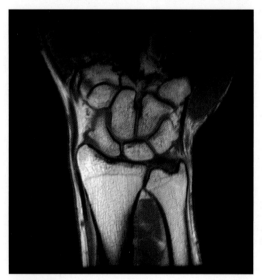

图 4-117 腕关节冠状位

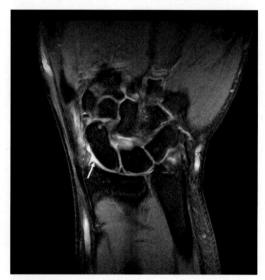

图 4-118 腕关节腔积液

（2）腕关节退行性变（图 4-119）：可见腕关节腔及腕骨间关节腔内少量积液，关节面下囊性变。

（3）软组织间积液（图 4-120）：压脂像可见腕部背侧皮下高信号影，提示软组织间积液。

（4）类风湿关节炎（图 4-121）：MRI 对类风湿关节炎早期诊断有良好的提示作用。可见滑膜病变，包括滑膜渗出、增厚，炎性血管翳形成，为早期类风湿的特征性改变。骨髓水肿发病率较高，在压脂像下可良好显示。此外也有关节积液、骨质侵蚀及腱鞘炎等。

（5）缺血性骨软骨炎（图 4-122）：缺血区软骨下骨细胞坏死、崩解，形成高密度死骨；周围骨发生炎性作用吸收坏死组织，同时出现肉芽组织增生，向坏死区生长并试图修复。在 MRI 上坏死骨呈长 T1 短 T2 信号改变，周围继发炎性组织呈长 T1 长 T2 信号改变。

（6）桡骨远端骨折（图 4-123）：可见桡骨远侧段骨折，邻近骨髓水肿，在 T2 压脂像呈高信号。

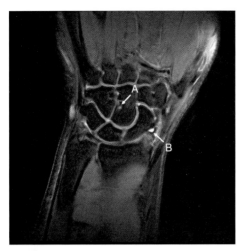

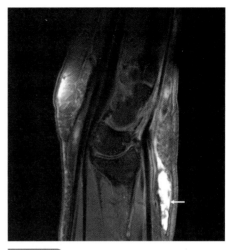

图 4-119 腕关节退行性变。A. 关节面下囊性变；B. 关节腔积液

图 4-120 软组织间积液

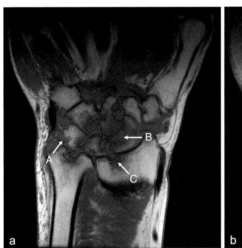

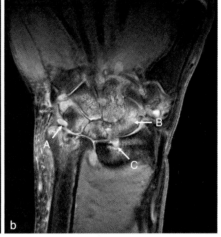

图 4-121 类风湿关节炎。（a）T1像；（b）压脂像。A. 关节腔积液；B. 骨髓水肿；C. 关节面下囊性变

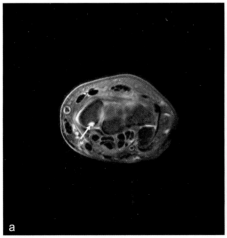

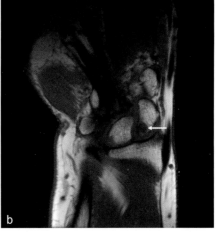

图 4-122 缺血性骨软骨炎。（a）压脂像；（b）T1像

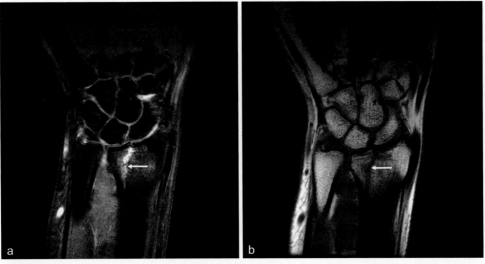

图 4-123 桡骨远端骨折。（a）压脂像；（b）T1 像

第八节 髋关节影像检查

一、X 线片

1. 读片要点

（1）正位片：主要观察股骨颈、股骨上端、髋骨有无骨折；髋关节有无脱位；股骨头形状、有无坏死；Shenton 线（闭孔上缘与股骨颈内缘的连线）是否为光滑弓形曲线。颈干角（股骨颈轴线与股骨干轴线的夹角）正常时为 120°~130°，儿童颈干角较成人大，男性颈干角较女性大（图 4-124）。

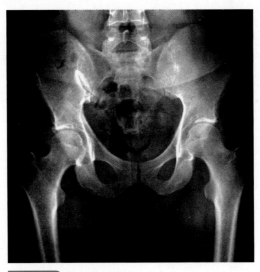

图 4-124 髋关节正位片

（2）侧位片：主要观察股骨颈、股骨上端、髋骨有无骨折；髋关节有无脱位；股骨头形状、有无坏死。

2.异常影像

观察有无股骨颈骨折、粗隆间骨折（图4-125）。

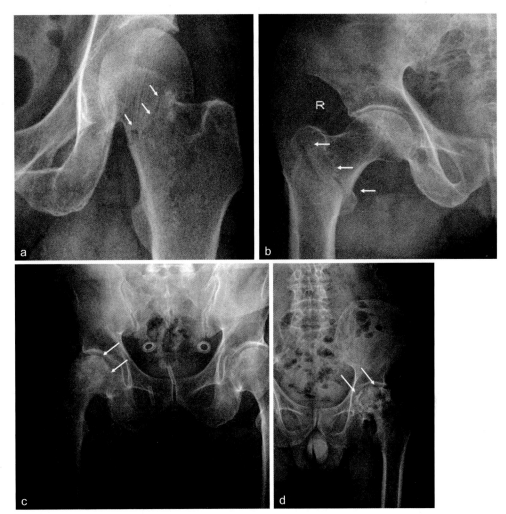

图4-125 髋部骨折及股骨头坏死。（a）股骨颈骨折；（b）转子间骨折；（c）股骨头坏死；（d）股骨头塌陷

二、CT

1.读片要点 主要观察髋关节正常解剖结构，股骨头、股骨颈、股骨大小转子、髋臼关节面构成骨骨质；关节囊周围软组织有无肿胀；肌肉间脂肪界限是否清楚（图4-126和图4-127）。

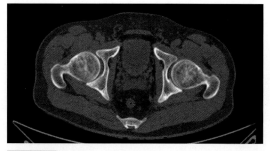

图 4-126 髋关节（轴状位）

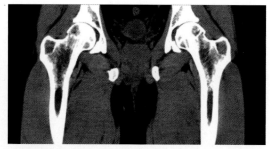

图 4-127 髋关节（冠状位）

2. 异常影像

（1）髋关节退行性变（图 4-128）：可见髋关节组成骨骨折，骨质增生；关节面下可见多发囊变影，关节面硬化，关节间隙狭窄；周围软组织异常密度影；三维重建所示同平扫（图 4-129）。

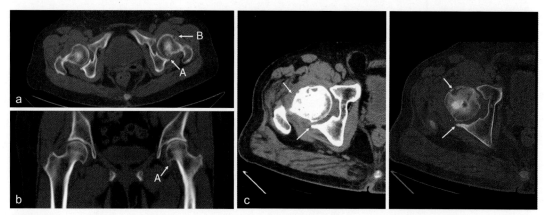

图 4-128 髋关节退行性变及股骨头坏死。（a）关节边缘骨质增生；（b）关节面下囊变；（c）股骨头坏死

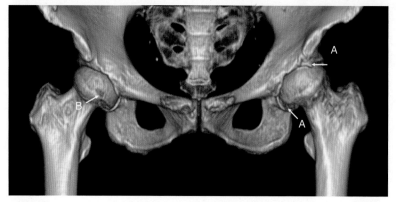

图 4-129 髋关节（三维重建）。A. 关节边缘骨质增生；B. 关节面下囊变

三、MRI

1. 读片要点　主要观察骨及骨质；关节间隙有无狭窄及增宽；关节面是否光滑；关节腔内有无积液；周围肌肉、股骨头形态及信号（图 4-130 和图 4-131）。

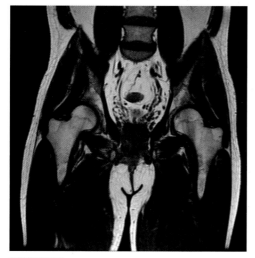

图 4-130　髋关节（冠状位）

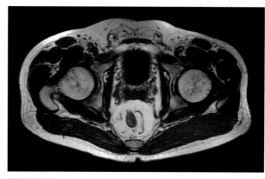

图 4-131　髋关节（轴状位）

2. 异常影像

（1）关节腔积液：髋关节腔积液，关节液在 T1WI 上表现为低信号，在 T2WI 压脂像上表现为高信号（图 4-132）。

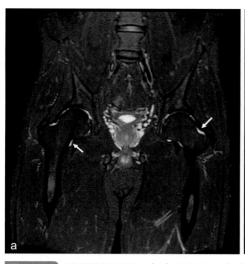

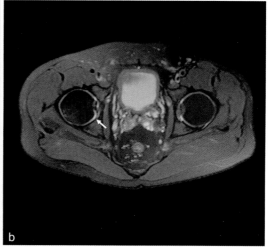

图 4-132　髋关节腔积液。（a）冠状位；（b）轴状位

（2）股骨头坏死（图4-133）：早期MRI检查较敏感，一般可分为4期。Ⅰ期为股骨头形态正常，股骨头边缘在T1WI上呈线样低信号，在T2WI上呈高信号或"双边"征。Ⅱ期股骨头形态正常，其内见新月形不均匀异常信号区。Ⅲ期股骨头变形，软骨下塌陷，在T1WI上可见环状及带状低信号，在T2WI上呈高信号。Ⅳ期股骨头明显塌陷，碎裂伴关节间隙变窄，可见斑片状或新月状异常信号影。

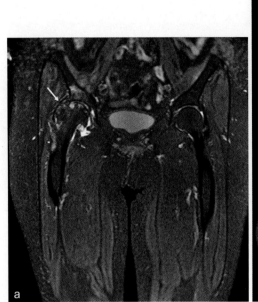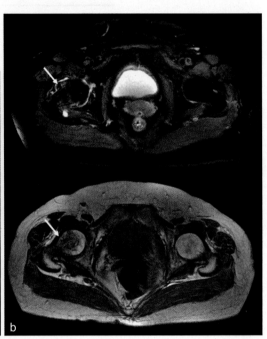

图 4-133　股骨头坏死

第九节　膝关节影像诊断

一、X线片

1.读片要点

（1）正位片（图4-134）：主要观察股骨、胫骨、腓骨皮质是否完整连续，用以判断是否有骨折；各骨是否有骨质破坏；膝关节内外侧间隙是否等宽；膝关节间隙应为4~8mm；股骨内外髁、胫骨内外侧髁是否有骨质增生；胫骨髁间棘是否有增生；是否有游离体；股骨角（股骨纵轴线与胫骨髁轴线在外侧的夹角，正常时为75°~85°，使得膝关节生理性轻度外翻）；胫骨角（胫骨髁轴线与胫骨纵轴线在外侧的夹角，正常时为85°~100°）；站立位膝关节前后位像，髌骨位于股骨髁间沟的中线，髌骨下极恰在骨髁轴线上方，最多不超过20mm，超过20mm为高位髌骨。

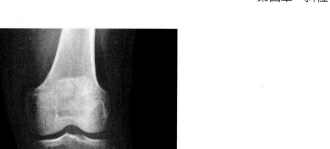

图 4-134　膝关节正位片

（2）侧位片（图 4-135）：主要观察髌骨上下极增生情况；各骨是否有骨折移位；髌骨是否有分裂变异；胫骨结节发育情况；腓肠小骨（腓肠肌外侧头肌腱内的籽骨，位于膝关节后方）；是否有游离体；股骨髁干角（股骨干轴线与股骨髁轴线后侧夹角，正常时为 90°~110°）；膝关节反屈测量（胫骨轴线与胫骨髁轴线后侧夹角小于 90°）。

（3）轴位片（图 4-136）：主要观察髌骨与股骨髁间窝的关系；髌股关节面是否光滑；股骨髁间沟角（膝关节屈曲 45°，自股骨髁间沟最低点向股骨内外髁最高点各引一直线，两线的夹角为股骨髁间沟角，正常时约为 138°），角度增大为髌骨外侧半脱位或脱位的潜在原因；髌骨最大横径（A）与最大横径至髌骨最低点（B）的比值（A/B），正常时为 3.6~4.2，比值过小表明存在髌骨不稳定因素。

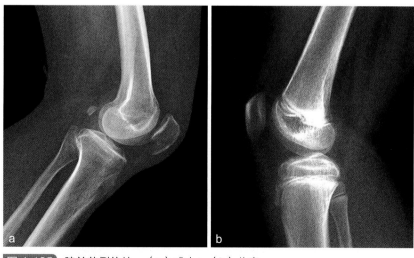

图 4-135　膝关节侧位片。（a）成人；（b）儿童

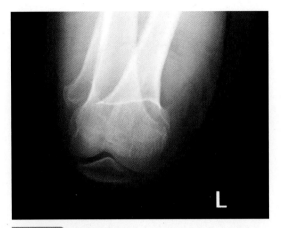

图 4-136 髌骨轴位片

2.异常影像

（1）膝关节退行性变：正位片异常可见关节间隙不等宽，关节面硬化，髁间嵴变高、变尖（图 4-137），股骨内外髁、胫骨内侧髁边缘骨质增生，骨质疏松，有游离体。侧位片可见髌骨上下缘增生、钙化（图 4-138），髌骨关节面硬化，有游离体。退行性变轴位片异常表现有髌骨关节面不平行，髌骨、股骨髁边缘增生。应注意两侧对比观察以辨退行性变轻重（图 4-139 和图 4-140）。

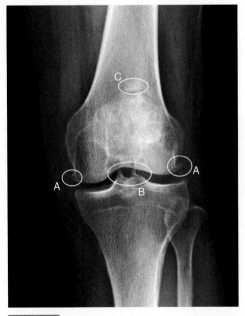

图 4-137 膝关节退行性变。A.边缘骨质增生；B.髁间嵴变尖；C.肌腱钙化

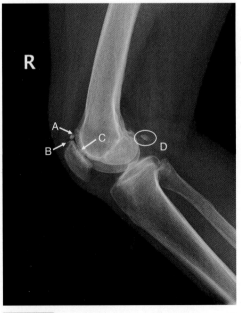

图 4-138 膝关节退行性变（右侧位片）。A.股四头肌肌腱钙化；B.髌骨上缘骨质增生；C.关节面硬化；D.腓小骨

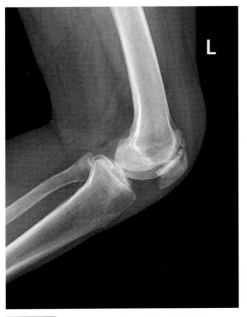

图 4-139 膝关节退行性变（左侧位片）

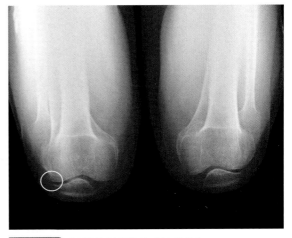

图 4-140 膝关节退行性变（轴状位）

（2）关节间隙钙化（图 4-141）：关节间隙内侧可见块状致密影，考虑为半月板钙化或内侧副韧带钙化。

（3）髌骨骨折（图 4-142 和图 4-143）：髌骨骨折可见横断或星形骨折线，由于股四头肌腱和髌腱的牵扯，骨折块分离多较明显，骨折上段向上移位，而下段无移位。

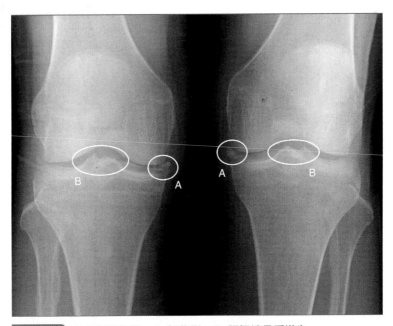

图 4-141 关节间隙钙化。A. 钙化影；B. 髁间嵴骨质增生

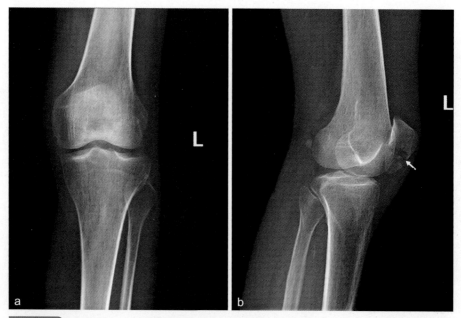

图 4-142 髌骨骨折。（a）正位片；（b）斜位片

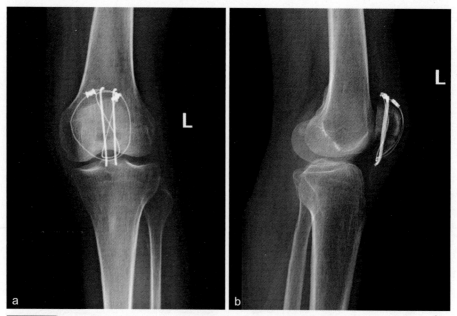

图 4-143 髌骨骨折术后。（a）术后正位片；（b）术后侧位片

二、CT

1.**读片要点** 主要观察膝关节结构；股骨内外髁、胫骨内外侧髁、髁间隆起、胫骨平台、关节面、髌骨骨质；关节囊周围软组织；肌肉间脂肪界限是否清晰。

2.**异常影像** 可见膝关节周围胫骨平台骨折（图 4-144）、脱位。

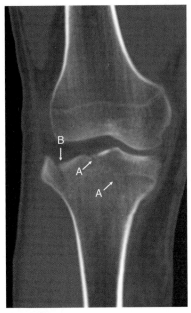

图 4-144　胫骨平台骨折。A. 骨折线；B. 平台塌陷

三、MRI

1. 读片要点

（1）冠状位（图 4-145）：主要观察关节间隙；关节面；关节腔有无积液；半月板及膝关节周围肌肉、韧带形态及信号。

（2）矢状位：主要观察半月板前后交叉韧带（图 4-146）、髌韧带、股四头肌肌腱的形态及信号。

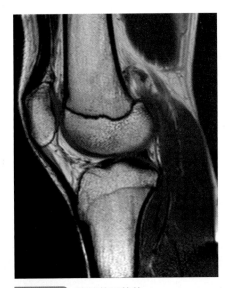

图 4-145　膝关节冠状位

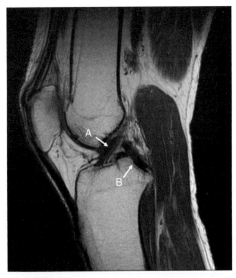

图 4-146　膝关节矢状位。A. 前交叉韧带；B. 后交叉韧带

2.异常影像

（1）关节腔积液：膝关节损伤时可见关节腔积液，关节液聚积在关节腔（图 4-147）及髌上囊内（图 4-148），在 T1WI 上表现为低信号，在 T2WI 上表现为高信号。

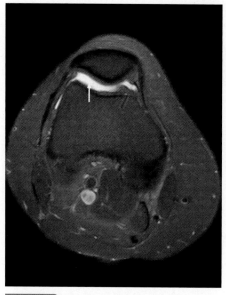

图 4-147　膝关节腔积液（冠状位）

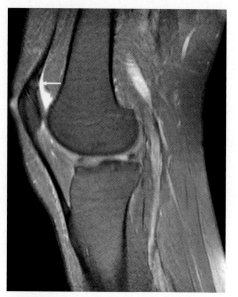

图 4-148　髌上囊积液（矢状位）

（2）腘窝囊肿：腓肠肌内侧头和半膜肌腱之间的囊肿为最常见的腘窝囊肿，该囊肿常和关节腔相通，又称为 Baker 囊肿（图 4-149 和图 4-150）。

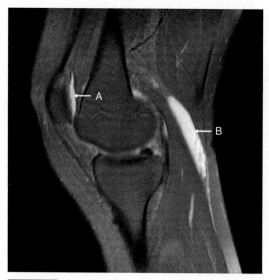

图 4-149　Baker 囊肿（矢状位）。A. 关节腔积液；B. Baker 囊肿

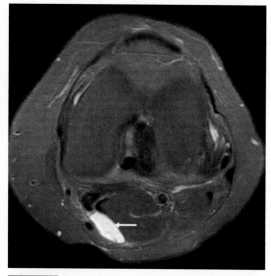

图 4-150　Baker 囊肿（冠状位）

（3）髌骨软化症（图4-151）：可见髌骨软骨不连续，软骨下骨可见骨髓水肿及囊变征象。骨髓水肿在T1WI上表现为低信号，在T2WI上表现为高信号。

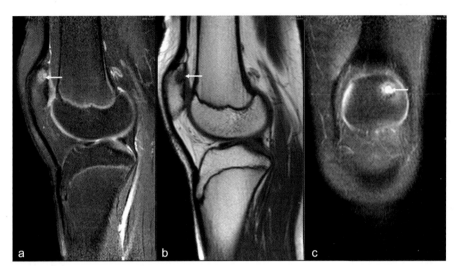

图 4-151 髌骨软化症。（a）压脂像骨髓水肿高信号；（b）T1像骨髓水肿低信号；（c）冠状位骨髓水肿

（4）胫骨结节骨软骨炎（图4-152）：髌韧带胫骨结节附着处骨髓水肿、肌腱炎或肌腱下滑囊炎，与邻近形成的病灶钙化和骨化造成局部隆突。骨髓水肿及肌腱炎在T1WI上表现为低信号，在T2压脂像上表现为高信号。

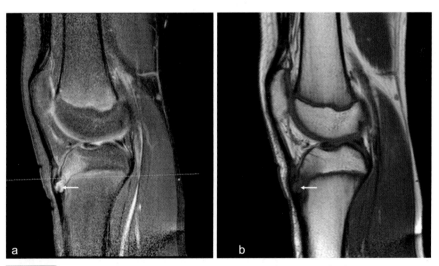

图 4-152 胫骨结节骨软骨炎。（a）压脂像骨髓水肿高信号；（b）T1像骨髓水肿低信号

（5）内侧副韧带撕裂：部分撕裂（图4-153）表现为围绕韧带的水肿、出血及韧带间的水肿，在T2压脂序列像上呈高信号，韧带表面可模糊不清，内侧副韧带滑液囊的膨胀可并存。完全撕裂表现为断裂处显著的软组织水肿和游离缘退缩，损伤急性期常可见邻近股骨髁和胫骨内侧缘的骨髓水肿表现。

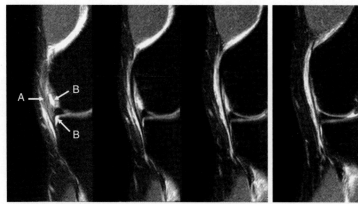
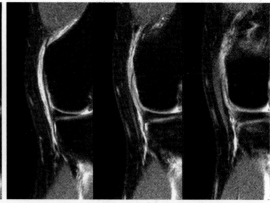

图 4-153 内侧副韧带部分撕裂。A. 软组织水肿；B. 内侧副韧带下滑囊积液

（6）半月板撕裂：正常半月板在所有序列中均表现为低信号，呈边缘锐利的三角形或领结状。外侧半月板前后角大小相似，内侧半月板后角较前角大。只要出现半月板形态异常或信号异常即可诊断半月板损伤。半月板形态异常指丧失正常的领结状或三角形，或半月板各部大小比例明显异常。半月板信号异常指半月板内出现异常高信号。半月板异常信号分 3 级。Ⅰ级信号为点状或小结节状高信号（图 4-154）。Ⅱ级信号为水平走行线状、不达关节面的高信号。Ⅲ级信号为线状或小结节状高信号且达关节面缘（图 4-155 和图 4-156）。

（7）交叉韧带损伤：正常交叉韧带在 MRI 各序列中呈中低信号影。韧带损伤的直接征象为信号和形态改变，间接征象为相关结构的并发改变。前交叉韧带部分撕裂在 MRI 上表现为韧带内部分信号改变，但仍可见到连续、完整的纤维束，韧带变细。完全性撕裂表现为无完整纤维束、断端回缩，信号走行异常（图 4-157）。MRI 上区分膝关节交叉韧带部分撕裂和完全撕裂有一定困难。

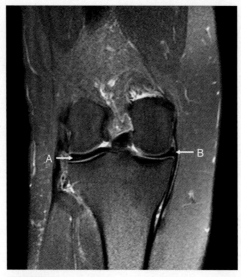

图 4-154 半月板损伤。A. 线状高信号；B. 点状高信号

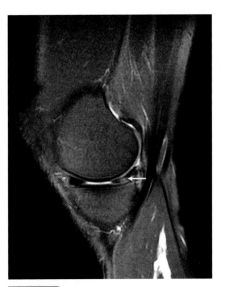

图 4-155　半月板撕裂（矢状位）

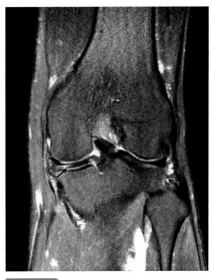

图 4-156　半月板撕裂（冠状位）

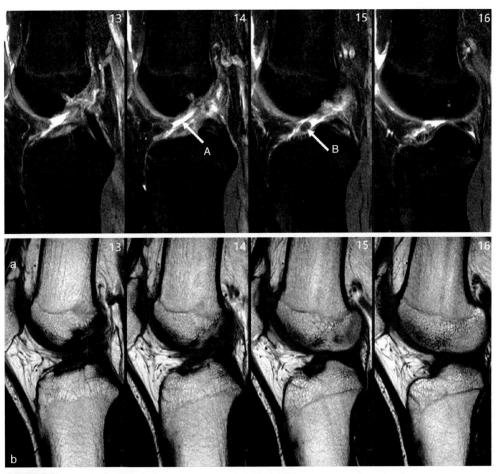

图 4-157　前交叉韧带撕裂。A. 关节腔积液；B. 断端回缩

第十节　踝和足部影像诊断

一、X 线片

1. 读片要点

（1）正位片（图 4-158）：主要观察有无内踝、内踝尖、外踝、外踝尖、距骨的骨折及移位；有无距骨侧方脱位（胫骨干中轴线通过距骨中点）；有无骨质破坏；胫距关节的胫骨关节面与距骨关节面是否相互平行，且平行于地面，垂直于胫骨干轴线；胫骨角（内踝关节面切线与胫距关节面内侧夹角，平均为 53°）；腓骨角（外踝关节面切线与胫距关节面外侧夹角，平均为 52°，与胫骨角基本相等）。

（2）侧位片（图 4-159）：主要观察有无内踝、内踝尖、外踝、外踝尖、后踝、前踝、距骨、跟骨的骨折；有无距骨前后方脱位；有无骨质破坏；跟骨结节关节角（跟骨结节上缘至跟骨后距关节面的边线与跟骨前后关节面切线相交的后方平角，正常时为 27°~40°。骨折、平足、跟骨发育不良时角度会减小、消失或成负角，可影响足弓后臂，小腿肌力将减弱）；跟骨后缘及下缘两切线交角（平均为 44°~69°，若跟骨后上缘隆起，此角将增大，超过 75° 会产生疼痛，可手术切除，因与跟骨结节与鞋之间的磨损、运动还可引起跟腱滑囊炎，又称为 Haglund 病）。

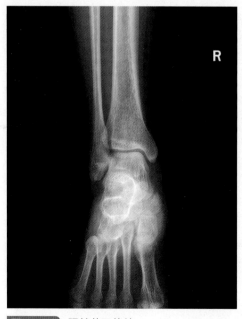

图 4-158　踝关节正位片

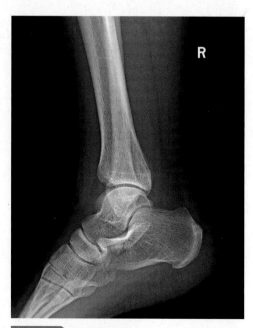

图 4-159　踝关节侧位片

2.异常影像

（1）踝部骨折：按骨折程度可分为3度。Ⅰ度为单踝骨折（图4-160）。Ⅱ度为双踝骨折，此时易发生距骨向外移位。腓骨下端相当于联合韧带上方，形成扭转外力，造成腓骨下1/3或中1/3骨折，称为Dupuytren骨折。Ⅲ度为三踝骨折。

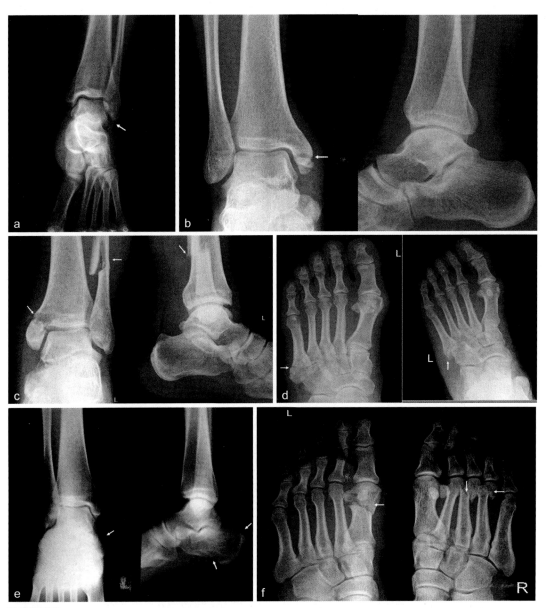

图 4-160　足踝部骨折。（a）外踝撕脱骨折；（b）内踝骨折；（c）Dupuytren骨折；（d）第五跖骨基底部骨折；（e）跟骨骨折；（f）距骨骨折

（2）胫骨远端骨折：胫骨远端（图 4-161）、前踝亦可发生骨折。

（3）跟骨骨刺：患足跟骨结节处有鸟嘴样骨刺形成（图 4-162）。

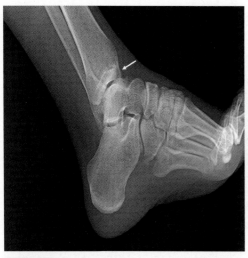

图 4-161　胫骨远端骨折

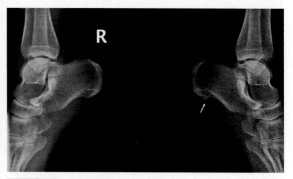

图 4-162　跟骨骨刺

二、CT

1. **读片要点**　主要观察踝关节正常解剖结构；踝部各骨的骨质；关节囊周围软组织有无肿胀；肌肉间脂肪界限是否清楚。

2. **异常影像**　主要包括骨折、踝关节退行性变（图 4-163）、骨质疏松、骨小梁间隙增宽、关节面硬化。

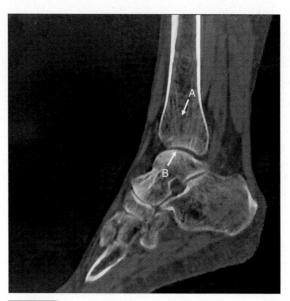

图 4-163　踝关节退行性变。A. 骨质疏松；B. 关节面硬化

三、MRI

1.读片要点 主要观察关节间隙、关节软骨、内外侧和下胫腓韧带、骨软骨、跟腱等肌腱、关节滑膜、软组织的形态与信号；有无骨髓水肿及积液。

2.异常影像 可见关节软骨损伤，韧带损伤、骨髓水肿（图 4-164）、关节腔内积液、跟腱损伤（图 4-165）、跗骨窦积液（图 4-166）。

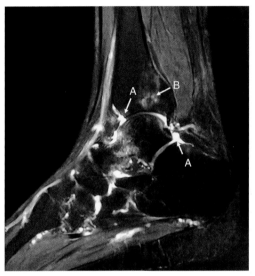

图 4-164 踝关节（矢状位）。A.关节腔积液；B.骨髓水肿

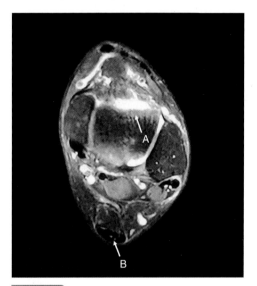

图 4-165 踝关节（轴状位）。A.关节腔积液；B.跟腱末端病

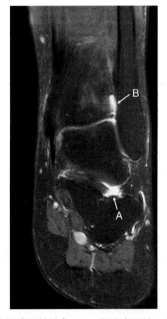

图 4-166 踝关节（冠状位）。A.跗骨窦积液；B.胫腓骨间积液

测试题

请回答以下 24 组图或其中所标注部分的主要影像表现。

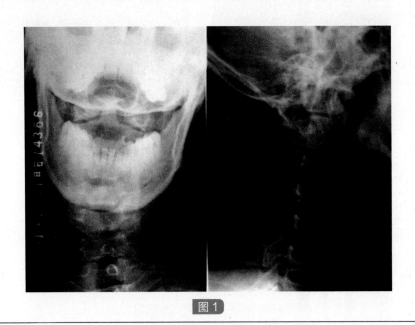

图 1

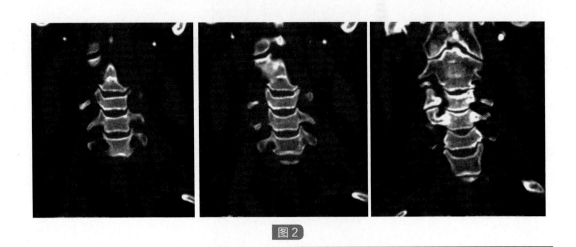

图 2

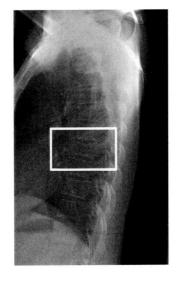
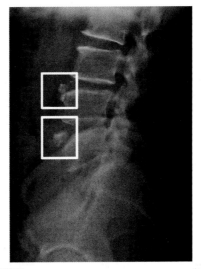

图 3

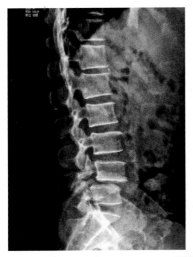
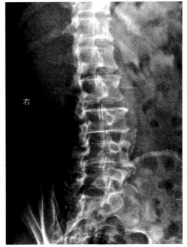

图 4

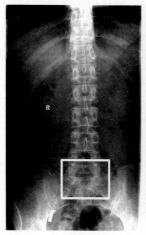
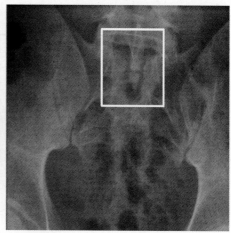

图 5

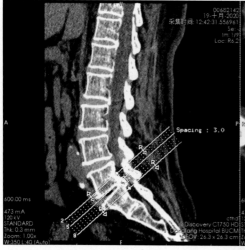
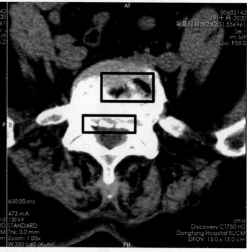

图 6

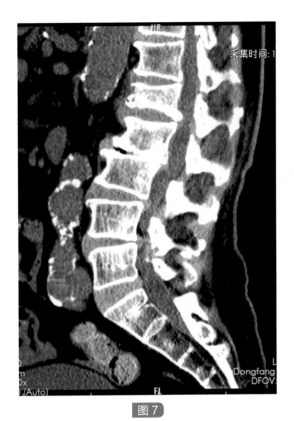

图7

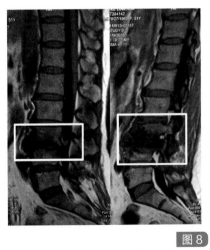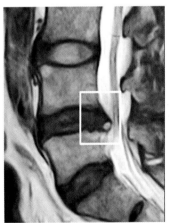

图8

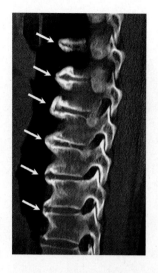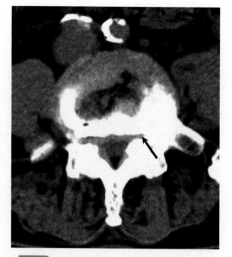

图 9

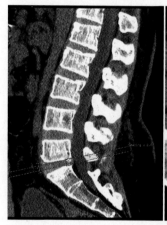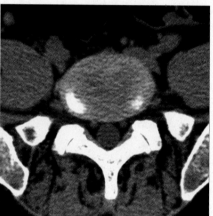

图 10

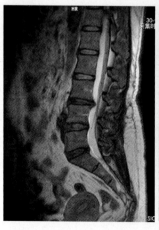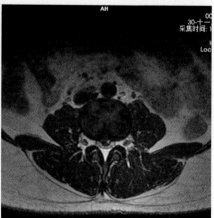

图 11

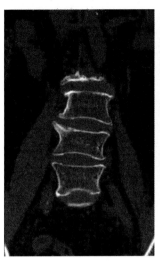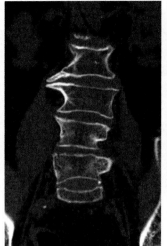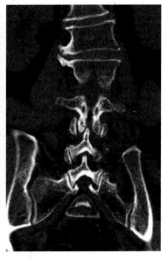

图12

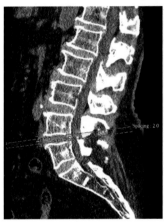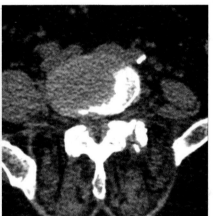

图13

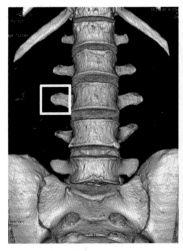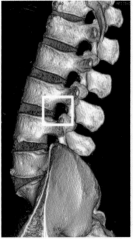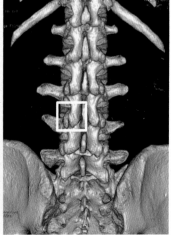

图14

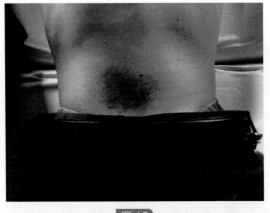

图15

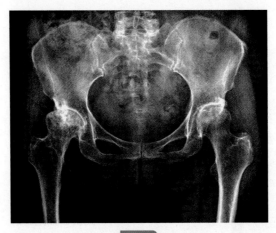

图16

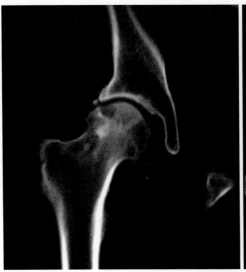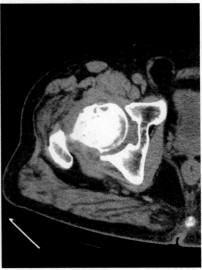

图17

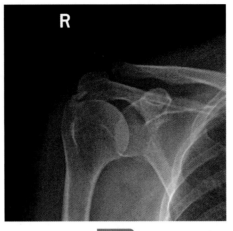

图 18

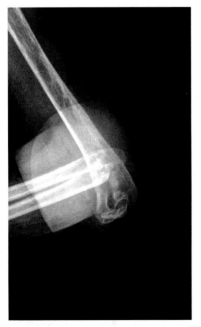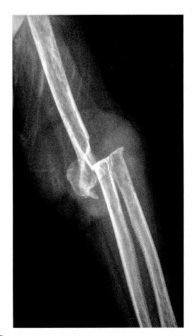

图 19

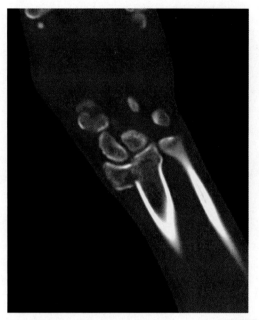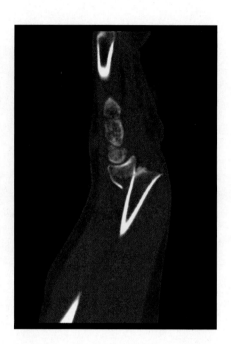

图 20

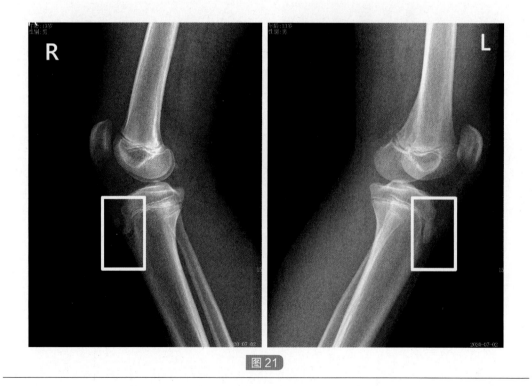

图 21

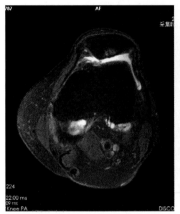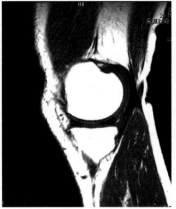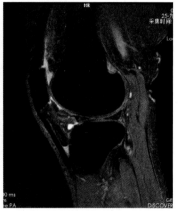

图 22

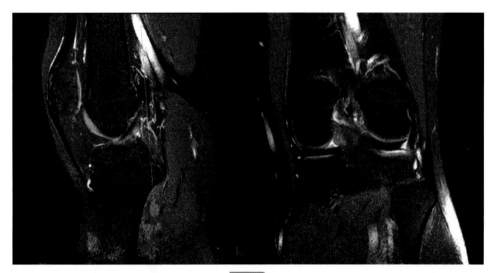

图 23

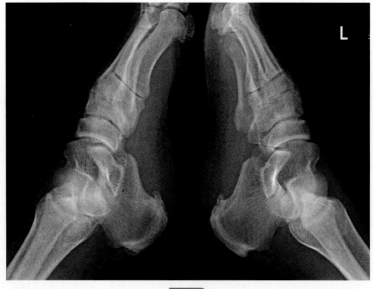

图24

答案解析

图1. 左侧为正位片，头颈右侧凸，寰轴线与齿轴线不重合，齿轴线未垂直平分寰底线。右侧为侧位片，可见颈椎曲度变小，寰椎后弓显示欠清晰。

图2. 颈椎力线欠佳，钩椎关节、椎间关节增生明显，双侧钩椎关节不对称。

图3. 左图胸椎椎体楔形变。右图腰4、腰5椎体前缘可见椎缘骨。

图4. 左图腰4椎体向前1度滑脱。右图腰4峡部不连。

图5. 左图显示骶裂。右图显示杵臼状棘突、漂浮棘突。

图6. 腰5骶1椎间盘向后突出、钙化，椎间盘真空征。

图7. 腰1、2椎体楔形变，腰2-3、腰4-5间隙变小，胸12-腰4椎体前缘骨质增生，腰1-3椎体后缘骨质增生，腰2椎体轻度后滑脱，腰4-5椎间盘突出。

图8. 左、中图显示腰3、腰4椎体骨质及间盘破坏。右图显示腰4-5间盘突出，呈HIZ表现，也称椎间盘局限性高信号区。

图9. 左图弥漫性特发性骨质增生症(DISH)。右图腰5-骶1侧隐窝狭窄。

图10. 腰5-骶1椎间盘膨出。

图11. 左图腰3-4、腰5骶1间盘脱水变性、向后突出，右图椎间盘后侧中央型突出，左侧有HIZ表现。

图12. 冠状面的不同层面的椎体右侧增生明显。

图13. 腰4-5间盘右侧突出。

图14. 左图所示为腰3横突，中图为腰3-4左侧椎间孔，右图为腰3-4左侧椎间关节。

图15. 腰骶部汗毛增多，腰骶部脊柱裂可能性大。

图 16. 双侧股骨头坏死、塌陷。

图 17. 股骨头坏死表现。

图 18. 右冈上肌健钙化。

图 19. 肘关节骨折脱位。

图 20. 桡骨远端桡侧缘骨折，向桡侧移位，骨折线达关节面。右图桡骨远端向背侧移位，向掌侧成角。

图 21. 双侧胫骨结节，胫骨结节骨骺炎可能性大。

图 22. 左图髌股关节积液，髌骨囊性变。中图内侧半月板前角二级信号，右图呈少量积液，外侧半月板前角一级退行性变信号，外侧半月板后角二级退行性变信号。

图 23. 后交叉韧带损伤。

图 24. 双侧跟骨骨刺。